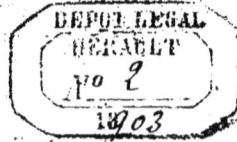

Dr F. GAILLARD

Externe des Hôpitaux de Montpellier
(Concours 1898).
Interne des Hôpitaux
et de la Clinique d'accouchements de Montpellier
(Concours 1899).
Lauréat de l'Université (Concours 1895).

DE LA

PROSTATITE CHRONIQUE

REVUE GÉNÉRALE

MONTPELLIER
IMPRIMERIE CENTRALE DU MIDI
(HAMELIN FRÈRES)
—
1902

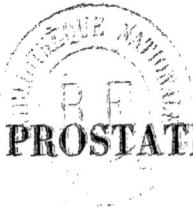

DE LA

PROSTATITE CHRONIQUE

REVUE GÉNÉRALE

DE LA

PROSTATITE CHRONIQUE

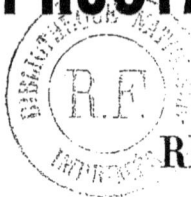

REVUE GÉNÉRALE

PAR

F. GAILLARD

DOCTEUR EN MÉDECINE

EXTERNE DES HÔPITAUX DE MONTPELLIER (Concours 1898).
INTERNE DES HÔPITAUX ET DE LA CLINIQUE D'ACCOUCHEMENTS DE MONTPELLIER
(Concours 1899).
LAURÉAT DE L'UNIVERSITÉ (Concours 1895).

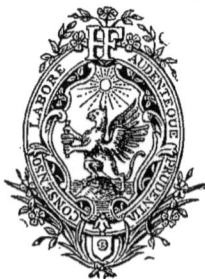

MONTPELLIER
IMPRIMERIE CENTRALE DU MIDI
(HAMELIN FRÈRES)
—
1902

AVANT-PROPOS

La prostatite chronique, bien qu'ayant, surtout pendant ces dernières années, suscité un grand nombre de travaux intéressants, est encore peu connue. Aussi, frappé par la grande fréquence de cette affection, M. le professeur Tédenat nous a-t-il conseillé d'en faire le sujet de notre thèse.

Ce que nous avons surtout recherché dans cette étude, c'est la façon d'arriver au diagnostic de cette maladie, souvent latente ; c'est aussi d'indiquer soigneusement quelles sont les causes de cette affection, afin qu'elle puisse être recherchée, diagnostiquée et traitée dans les cas où l'insidiosité des symptômes n'aurait pas attiré l'attention du malade ; nous avons enfin indiqué, aussi nettement que possible, quel doit être, à notre avis, le traitement de choix de cette maladie.

Il nous reste maintenant à adresser nos remerciements à tous ceux qui se sont intéressés à nous et qui ont contribué à nous instruire.

Nous remercions d'abord M. le professeur Tédenat, de l'intérêt qu'il nous a témoigné pendant tout le cours de nos études ; nous lui sommes très reconnaissant de l'honneur qu'il nous a fait en acceptant la présidence de cette thèse.

M. le doyen Mairet, au service duquel nous avons été attaché pendant un an, a également droit à toute notre reconnaissance.

Nommé au concours interne des hôpitaux en 1899, nous avons eu l'honneur d'avoir successivement comme chefs de service, M. le médecin principal Bablon, MM. les professeurs Carrieu, Forgue, Truc, Grasset et M. le professeur agrégé Vallois, chargé du service de la clinique d'accouchements. Nous remercions tous ces maîtres pour les bons conseils qu'ils nous ont donnés pendant tout le temps où nous avons été attachés à leur service.

Nous remercions enfin MM. les docteurs Ardin-Delteil et P. Soubeyran, chefs de clinique médicale et chirurgicale, qui ont bien voulu nous diriger dans la préparation de notre concours d'internat.

DE LA

PROSTATITE CHRONIQUE

Revue Générale

HISTORIQUE

Il n'est pas de sujet sur lequel on ait plus écrit que sur celui qui fait l'objet de notre étude. Dès les temps les plus reculés, les auteurs se sont occupés de la pathologie des organes génito-urinaires. Mais dans ces temps anciens, où l'anatomie, où la physiologie de ces organes étaient mal connues, tout était confondu. Uréthrite, prostatite, vésiculite, cystite même, tout était décrit sous une même étiquette. Les Arabes sont, à notre connaissance, les premiers qui aient essayé une étude de ces affections. Hippocrate, lui aussi, avait consacré quelques chapitres de son ouvrage á l'étude de la pathologie urinaire. Mais, ainsi que nous le disions tout à l'heure, rien de net ne se dégage de leurs travaux.

Plus récemment, on pourrait citer Valisnieri, Riolan, Desault et Morgagni ; ces deux derniers auteurs sont ceux qui ont le mieux décrit, pour leur époque, l'affection qui nous occupe ; mais nous ne pouvons citer encore leurs études que pour mémoire.

Enfin, à la fin du siècle dernier, en 1893, Hévin, dans son *Traité de pathologie chirurgicale*, est le premier auteur qui ait parlé de gonflement de la prostate succédant à des gonorrées mal guéries. Il avait donc le premier entrevu la principale notion étiologique, encore admise de nos jours, comme cause de la prostatite chronique. En 1815, Hippocrate Lagneau étudie l'inflammation prostatique aiguë et chronique.

Un peu plus tard, en 1837, Ollivier décrit aussi ces inflammations aiguës et chroniques, qu'il fait toujours accompagner d'hypertrophie (*Dictionnaire de médecine*, article PROSTATE). Ces auteurs, tout en distinguant la prostatite chronique des autres phlegmasies des voies urinaires, confondaient encore l'inflammation avec l'hypertrophie simple, sénile de l'organe.

Plus tard, Velpeau considère encore l'hypertrophie comme une inflammation de l'organe. Deslandes considère la prostatorrée comme un effet de l'onanisme. Nous devons dire que, quelques années auparavant, en 1809, Swediaur avait le premier distingué la blennorrée de la prostate des pertes séminales.

Civiale, en 1858, étudia la prostatorrée qu'il désigne du nom d'écoulements uréthro-prostatiques. A la même époque, Gosselin signale plusieurs cas d'impuissance dus à l'oblitération des canaux éjaculateurs, par suite d'inflammations chroniques de la prostate.

A cette époque, la question paraît déjà un peu se préciser. Nous devons dire que c'est surtout après le travail de Verdier qui, en 1838, décrivit les lésions constatées à l'autopsie d'un malade atteint depuis très longtemps de prostatite chronique. Jusqu'alors, en effet, les descriptions n'avaient pas eu l'appui de l'anatomie pathologique. Nous devons encore citer comme appartenant à la même période la thèse d'agrégation de Béraud, en 1857. Il donna une bonne description de la prostatite chronique. Il montra qu'il existait une grande différence entre l'hypertrophie prostatique, que peu de temps avant lui Mercier avait étudiée chez le vieillard, et l'inflammation chronique dé la prostate que l'on rencontre également chez les sujets jeunes. Le premier, il appliqua le microscope à l'étude des écoulements prostatiques.

De la même époque encore sont les descriptions de Ledwich.

En 1857, cet auteur étudia la prostatite subaiguë, qui tient le milieu entre les inflammations aiguës, les abcès de l'organe, et l'inflammation chronique, qui fera surtout l'objet de notre étude. Mais il confond encore la prostatite chronique avec l'hypertrophie ; il méconnaît la blennorragie comme notion étiologique, et fait de la prostatite chronique une phlegmasie idiopathique n'atteignant que les jeunes gens à l'époque de la puberté.

Les travaux de Deniau, en 1865, Bouloumié, en 1874, Guérin, en 1879, Mayet, en 1896, sont aussi consacrés à l'étude de la prostatite subaiguë. Mais ces derniers auteurs admettent la blennorragie comme notion étiologique ; de plus, les perfectionnements du microscope lui permettent un examen plus complet de l'écoulement. Mais c'est surtout Gross, en 1880, Thompson, Voillemier et Le Dentu, en 1881, qui firent de bonnes études des écoulements prostatorréiques.

Nous devons également citer la thèse d'Hospital, qui fit une bonne étude pour l'époque de la prostatite chronique.

Nous arrivons maintenant à l'époque tout à fait contemporaine. Nous devons citer les leçons cliniques du professeur Guyon. Cet auteur insista sur les troubles nerveux qui accompagnent la prostatite chronique, qui en exagèrent les symptômes et qui, plus que les lésions organiques, font la gravité de l'affection. Cet auteur, avec Brandt Ebermann (1895), Roseberg (1895), Aubry (1899), Hogge (1900), préconisa pour le traitement de cette affection les instillations argentiques et le massage de la prostate.

Motz, en 1896, Reliquet et Guépin, en 1900, essayèrent d'étudier les rapports qui unissent la prostatite chronique à l'hypertrophie de la prostate. Nous verrons plus loin les conclusions de ces auteurs. Enfin, comme dernier travail paru, nous citerons la thèse de Lecomte, parue en avril 1902.

Cet auteur divise les prostatites chroniques en deux classes : les prostatites infectées, d'origine gonococcique, celles qui avaient été étudiées jusqu'à lui ; les autres, les prostatites aseptiques, qui seraient dues à un simple trouble fonctionnel de la glande, à une hypersécrétion du liquide prostatique normal, ces prostatites seraient toujours primitivement aseptiques, et, si elles s'infectaient, elles s'infecteraient toujours secondairement, et par les microbes banaux de la suppuration.

ETIOLOGIE

Les causes sous l'influence desquelles se développe la prostatite chronique sont multiples ; aussi, pour rendre notre étude
plus claire, les diviserons-nous en trois classes : les causes
prédisposantes, les causes occasionnelles et les causes déterminantes.

A. Causes prédisposantes. — Bien des conditions peuvent prédisposer l'organisme au développement de la prostatite chronique. Nous citerons, en premier lieu, l'âge. Cette
affection est exceptionnelle dans l'enfance, parce que d'abord
la vie génitale à laquelle est lié le développement de la glande
n'est pas encore commencée. Or un organe a d'autant moins
de tendance à s'enflammer qu'il est moins actif. En second
lieu, les inflammations uréthrales, auxquelles succèdent le
plus souvent les affections prostatiques, sont exceptionnelles
avant la puberté.

Nous avons pourtant relevé quelques inflammations prostatiques signalées chez l'enfant par d'anciens auteurs. Mais à
cette époque où les études anatomo-pathologiques étaient encore à l'état rudimentaire, on ne saurait affirmer qu'il s'agissait bien de prostatite chronique, et non d'une tumeur de la
glande, telle qu'un kyste ou un sarcome, qui serait moins exceptionnelle dans le jeune âge ; ce pourrait être encore une
affection de nature différente de celle qui nous occupe, comme
par exemple la tuberculose de la prostate.

C'est donc surtout à l'âge moyen de la vie, à l'âge où l'on a déjà eu la blennorragie, à l'âge où la glande est en plein fonctionnement, que nous verrons apparaître cette affection. Ledwich la considère comme fréquente, surtout au moment de la puberté ou à ses environs. Les observations que nous citons montrent que c'est le plus souvent un peu plus tard, vers vingt ou trente ans, qu'apparaît la prostatite chronique.

Le *tempérament* a également une assez grande importance au point de vue de l'apparition de cette maladie. Nous la rencontrons, en effet, surtout chez les lymphatiques, chez les gens qui ont le teint blond vénitien, qui, dans leur enfance, ont eu des ganglions lymphatiques volumineux, parfois suppurés. Ces sujets s'infectent plus facilement que les autres ; chez eux, la moindre écorchure peut suppurer. La moindre contagion pourra, chez eux, réaliser une blennorragie, et cette blennorragie ne présentera aucune tendance à la guérison ; malgré tous les traitements elle passera à l'état chronique, et le sujet qui en sera porteur réalisera toutes les complications de la blennorragie plutôt qu'un sujet indemne de toute dyscrasie. Chez les arthritiques, chez les artérioscléreux, les lésions artérielles peuvent aussi prédisposer à l'affection prostatique.

Certaines *professions* favorisent aussi l'apparition de la prostatite chronique. Chez les cavaliers, les secousses peuvent créer un état congestif du périnée et de la prostate, favorisant la localisation de l'infection sur la glande. L'abus de la bicyclette, surtout pendant une blennorragie, peut aussi agir dans le même sens. Les professions sédentaires, les bureaucrates, semblent aussi fournir un très gros contingent à l'affection qui fait l'objet de notre étude, toujours à cause de l'état congestif de la prostate qui accompagne la station assise.

Les *habitudes* ne sont pas aussi sans jouer un rôle dans l'étiologie de cette affection. Les abus du coït y prédisposent certainement. Nous avons vu que certains auteurs, Deslandes entre autres, considèrent l'organisme comme la cause presque exclusive de cette affection. Il est certain qu'elle peut en faciliter l'éclosion. Les excès de marche peuvent aussi la provoquer.

Enfin, nous pouvons nous demander quelle est la fréquence de cette affection. Elle est bien plus considérable qu'on ne le croit en général, parce que, dans certains cas, elle ne détermine que peu ou pas de douleur et ne se traduit, le plus souvent, que par un peu de prostatorrée qui peut passer inaperçue ; le malade, ne souffrant pas et n'étant pas gêné, méconnaît le plus souvent l'affection dont il est atteint et, en tout cas, s'abstient de la faire soigner.

B. CAUSES OCCASIONNELLES. — Ces causes ont été rangées par Bouloumié (*loco citato*) sous trois chefs différents :

1° Causes se rapportant à une inflammation des diverses parties de l'appareil urinaire ;

2° Causes se rapportant à une congestion active ou passive de l'organe ;

3° Causes participant des deux ordres précédents.

Quoique cette division soit un peu artificielle et, qu'en fait, presque toujours l'inflammation prostatique résulte, à la fois, d'une inflammation et d'une congestion, nous adopterons cette classification parce qu'elle est schématique, et parce que tantôt c'est l'inflammation, tantôt la congestion qui prédomine.

1° Parmi les inflammations de voisinage qui occasionnent le plus souvent une prostatite chronique, nous devons mettre en première ligne l'uréthrite blennorragique. Nous savons, en effet, que cette infection est très fréquente ; nous savons aussi que la prostate communique largement avec l'urèthre postérieur par ses canaux excréteurs. Cette disposition anatomique nous explique la facilité avec laquelle les microbes peuvent envahir la glande. Elle nous explique aussi pourquoi la prostatite ne se déclare, en général, qu'à une période avancée de l'infection, alors que les gonocoques, dans leur marche ascendante, ont déjà envahi l'urèthre postérieur.

Cette disposition explique aussi comment une médication intempestive peut être une cause occasionnelle de prostatite. Nous voulons parler des injections faites prématurément, et surtout sous une trop forte pression, alors que le gonocoque existe encore en abondance dans l'urèthre. Ces injections peuvent franchir la portion membraneuse de l'urèthre et pénétrer jusque dans l'urèthre postérieur, parfois même jusque dans la vessie. Elles peuvent donc transporter le gonocoque dans une portion de l'urèthre où il n'existait pas encore, et, par conséquent, produire une extension plus grande de l'infection blennorragique. Le microbe peut facilement s'introduire par les canaux excréteurs de la glande et déterminer la prostatite. Cette cause, toute mécanique, explique une grande quantité d'inflammations prostatiques.

A l'appui de cette opinion, nous signalerons deux observations intéressantes publiées, en 1867, par Conche (de Lyon), dans le *Bulletin de la Société anatomique*. D'après ces observations, des prostatites suppurées auraient suivi de très près des injections abortives faites avec trop de violence au début d'une blennorragie. Dans un cas, l'abcès s'ouvrit dans le rectum et *passa à l'état chronique ;* dans l'autre, l'ouverture dans l'urèthre fut, à bref délai, suivie de mort.

Velpeau avait déjà pressenti cette cause ; mais, ne connaissant pas l'agent pathogène de la maladie, il attribuait à la nature balsamique des injections l'inflammation de la glande, qui n'est due qu'à la propagation du gonocoque de l'urèthre antérieur à l'urèthre postérieur et à la prostate. Les uréthrites banales peuvent aussi se compliquer de prostatite ; mais, outre que ces inflammations sont assez rares, leurs complications et leur propagation aux organes voisins sont beaucoup moins fréquentes que celles de l'uréthrite gonococcique.

L'infection prostatique se produit aussi très facilement chez les malades porteurs d'un rétrécissement de l'urèthre, situé en avant de l'orifice du vérumontanum. On comprend que l'urine tende à refluer dans tous les orifices qu'elle rencontre ; elle entrera ainsi plus facilement dans les canaux excréteurs de la prostate ; l'infection prostatique aura ainsi plus de charces de se produire.

J. Vanderpoel (*Boston medical Journal*, févr. 1902) trouve la gonorrhée de la prostate dans 30 pour 100 des sujets atteints d'uréthrite postérieure.

Les infections primitives des organes voisins autres que l'urèthre sont des causes très rares de prostatite chronique. Pourtant, étant donné les rapports de voisinage très étroits qui unissent la prostate et le rectum, on comprend qu'une infection de cet organe ait pu se transmettre à la prostate.

En résumé, dans notre premier ordre de causes occasionnelles, nous placerons, par ordre de fréquence : 1° l'uréthrite blennorragique ; 2° les uréthrites banales ; enfin, 3° les abcès et inflammations des autres organes voisins (rectum, testicule, etc.).

2° *Causes d'origine congestive ou traumatique.* — Ces causes peuvent être très diverses, mais elles n'agissent qu'en favorisant l'invasion de la glande par les microbes ; elles ne pourraient, à elles seules, comme le croyait Bouloumié, déterminer la prostatite.

Le plus souvent, à la suite des traumatismes de la prostate, surtout s'ils se produisent chez un sujet qui a déjà un urèthre infecté, on voit se produire un état infectieux aigu qui peut, par la suite, passer à l'état chronique.

Hospital cite le cas d'un cantonnier qui, tombant à califourchon sur un échalas en voulant franchir une barrière de chemin de fer, eut une plaie allant de la verge au périnée sur une longueur de 0^m06. D'où inflammation très considérable qui laissa, après guérison de l'état aigu, un gonflement de la prostate qui rendait l'émission de l'urine très difficile. Cet état se prolongea assez longtemps.

Avant l'asepsie, et même actuellement lorsque l'on intervient sur des tissus infectés, les opérations chirurgicales portant sur la région prostatique peuvent déterminer des inflammations de la glande, les complications peuvent surtout se rencontrer dans les cas où la glande est directement intéressée par le traumatisme opératoire : taille prérectale de Nélaton ; taille vésicale de Samson, etc. Mais, nous le répétons, ces complications, relativement fréquentes avant l'ère antiseptique, sont maintenant devenues absolument exceptionnelles.

Plus souvent le traumatisme que peut déterminer un cathétérisme maladroit serait capable de causer une prostatite, surtout si ce cathétérisme est fait avec des instruments métalliques volumineux, par exemple le lithotriteur ou le cystoscope ; et ces complications prostatiques se produiront d'autant plus volontiers que l'urèthre sera plus infecté.

On peut encore citer, parmi les causes de cet ordre, les corps étrangers de la vessie ou du rectum, que ces corps étrangers se soient formés sur place, comme des calculs vésicaux, ou qu'ils aient été introduits de l'extérieur dans un but thérapeutique ou dans un but lubrique. Ces corps étrangers entretiennent une irritation chronique de la région prostatique qui favorise les inflammations aiguës ou chroniques de la glande.

Il peut arriver aussi que, dans le cathétérisme pratiqué pour hypertrophie de la prostate, un cathéter métallique, poussé avec trop de violence, perfore le lobe moyen de l'organe ; on comprend aisément avec quelle facilité se produira

une infection sur un organe ayant subi un pareil traumatisme, surtout lorsque le canal n'est pas parfaitement aseptique, ce qui est la règle chez les vieux prostatiques. Le
contact fréquent d'urine souillée entretiendra l'inflammation.

La congestion des organes voisins peut entraîner aussi
une congestion de la prostate, capable de déterminer une
inflammation de la glande. C'est ce qu'a démontré Périvier,
dans sa thèse, parue à Paris en 1882, qui traite de la prostatite chronique d'origine hémorroïdaire. Cet auteur cite un
assez grand nombre d'observations où l'inflammation chronique de la prostate aurait succédé à des hémorroïdes.
Mais il nous semble que, dans ce cas, l'infection résultant de
la coprostase a pu être pour beaucoup dans l'origine de
l'affection prostatique.

Dans un autre ordre d'idées, on peut incriminer toutes les
excitations génésiques, qui ont pour effet de congestionner la
glande. Les coïts trop répétés, l'onanisme, les érections fréquentes ont souvent été accusées d'être la cause de prostatites. Il en est de même d'une alimentation trop excitante, de
mets épicés, de l'alcool, du gibier, qui semblent agir aussi
bien en congestionnant la glande, qu'en donnant un coup de
fouet à l'uréthrite lorsqu'elle existe.

Nous ne parlerons que pour mémoire des causes que nous
avons citées au chapitre précédent : excès de marche, abus
d'équitation, bicyclette, trépidations exagérées, qui paraissent agir en congestionnant la glande.

3° *Causes tenant des deux ordres précédents.* — Cette
classe est en somme la plus fréquente. Sans doute il peut
arriver qu'une blennorragie seule détermine une prostatite
chronique ; mais le cas doit être assez rare. Plus rare encore,
malgré l'opinion de Lecomte, celui où la prostatite se mani-
festerait sans l'intervention d'aucun agent infectieux. Aussi

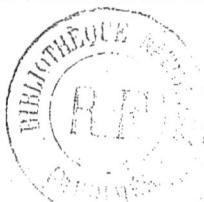

3

est-ce le plus souvent aux deux ordres de cause précédents combinés qu'est due la prostatite chronique.

Nous signalerons dans cet ordre d'idées le cas où un coït est pratiqué au cours d'une blennorragie encore incomplètement guérie. Le malade ressent, au moment de l'éjaculation, une douleur cuisante, annonçant que l'inflammation uréthrale existe encore. Dans ce cas, il se produit une congestion qui donne un coup de fouet à la maladie. De plus, la sécrétion d'une grande quantité de liquide prostatique paraît favoriser considérablement l'inflammation de la glande.

C. Causes déterminantes. — La cause déterminante est un microbe. Dans les examens bactériologiques qui ont été pratiqués, on a retrouvé dans le liquide prostatique, tantôt le gonocoque, tantôt des microbes banaux de la suppuration, le plus souvent des globules du pus.

Dans certains cas, on n'a pas retrouvé de microbes. Et ceci nous amène à parler de ce qui fait l'objet de la thèse de Lecomte, que nous avons déjà citée ; nous voulons parler des prostatites dites aseptiques.

Cet auteur affirme qu'à côté de prostatites nettement gonocciques, il existe une classe nombreuse de prostatites absolument et primitivement aseptiques, ne se traduisant que par de l'hypersécrétion glandulaire, ne causant jamais ni douleur, ni de gêne pour le malade.

Il est fort possible qu'il existe de pareils troubles ; mais l'existence ne nous en paraît pas encore nettement démontrée. Peut-on, en effet, affirmer qu'une prostatite est primitivement aseptique, parce que l'on aura fait quelques examens bactériologiques à une période quelconque de la maladie? Ne voyons-nous pas, dans le même ordre d'idées, l'uréthrite gonococcique chronique ne pas présenter de gonocoques à l'examen microscopique pratiqué au moment où l'on ne constate qu'une goutte matinale. Et il s'agit bien là cependant d'un état infectieux, puisque, sans contamination nouvelle, à l'occasion de simple écart de régime, on voit le gonocoque revenir. Il nous paraît qu'il en peut être de même dans la prostatite chronique gonococcique, et qu'il faudrait des examens microscopiques nombreux, pratiqués aux diverses périodes de l'affection, pour pouvoir affirmer d'une façon indiscutable l'asepsie de ces inflammations prostatiques, de même qu'un seul examen bactériologique négatif ne suffit pas pour faire rejeter le diagnostic de tuberculose pulmonaire. Tout en admettant la possibilité de l'existence des prostatites aseptiques, nous les considérons néanmoins comme infectées, jusqu'à démonstration plus complètes.

Nous voyons, d'après cet exposé, combien sont multiples les causes qui peuvent déterminer la prostatique chronique ; cette multiplicité nous explique la grande fréquence de l'affection.

ANATOMIE PATHOLOGIQUE

L'anatomie pathologique des lésions observées au cours de la prostatite chronique est encore mal connue, cette affection ne déterminant pas ordinairement la mort. Les autopsies sont donc très rares.

Néanmoins, Home en 1811, Hamilton en 1850, Thomson en 1857, et enfin, plus récemment, Le Dentu, nous ont laissé quelques descriptions des lésions anatomiques rencontrées au cours de l'affection qui nous occupe.

Dans ce chapitre nous avons à considérer deux parties : 1° l'étude du contenu de la glande, du liquide prostatorréïque ; 2• l'étude des lésions de la glande elle-même.

1° CONTENU ; LIQUIDE PROSTATORRÉIQUE. — L'étude de ce liquide a été faite par Furbringer ; mais il est d'abord utile de décrire en quelques mots le liquide prostatique normal.

Ce liquide est à réaction alcaline ; consistance du lait épais, blanc ou légèrement jaunâtre. On n'y rencontre jamais de globules blancs, mais de la graisse, des cellules épithéliales et des cristaux nommés par Robin *sympexions.*

Quelles sont maintenant les modifications que subit ce liquide à l'état pathologique ? Nous voyons ici encore un liquide blanchâtre, muqueux, parfois grisâtre ou jaunâtre, mais jamais transparent.

Il prend parfois l'aspect du pus. Il empèse le linge à la façon du sperme, ce qui fait que les malades atteints de prostatorrée se croient souvent atteints de spermatorrée. Mais ce qui, outre l'examen microscopique, aide à distinguer les deux ecoulements, c'est que, si, dans le cas de prostatorrée, le centre des taches est blanc ou grisâtre, le pourtour est diversement coloré suivant les cas, en bleu, en jaune, en vert ou en rouge. Parfois la coloration est si peu marquée que la chemise du malade prend l'aspect de linge amidonné qui a jauni.

Si on pratique l'examen microscopique du liquide, on ne trouve pas, en général, de spermatozoïdes, ou on en trouve un nombre très peu considérable, mais en revanche un très grand nombre de cellules épithéliales de formes cylindriques ou polygonales et des cylindres formés de cellules stratifiées, qui pour Clark, Campbell et Gross auraient une origine semblable à celle des cylindres rénaux et représenteraient le moule des conduits glandulaires. On y trouve, en outre, d'après Finger, des corpuscules amyloïdes, des grains de leucine et certains éléments qui n'existent que dans le liquide prostatique : ce sont les cristaux spermatiques de Böttcher.

Les cristaux sont ceux qui communiquent au sperme, qui est toujours mélangé de liquide prostatique, l'odeur de lessive qui lui est propre. Ils sont formés par un sel d'origine phosphatique qui cristallise soit en aiguilles, soit en prismes. Pour les voir, on prend quelques gouttes de liquide prostatique pur, on y ajoute une goutte de phosphate ammonique au centième et on laisse dessécher sur une lamelle. On peut alors voir ces cristaux sous le microscope.

Guerlain signale des cellules dont le noyau est entouré de granulations rougeâtres.

Tel est ce liquide lorsqu'il est pur ; mais nous devons dire qu'il est très fréquemment mélangé à du liquide provenant soit de l'urèthre, dans le cas d'uréthrite chronique, soit à du sperme, soit à de l'urine. On comprend que, dans ce cas, il est souvent très difficile de distinguer les éléments provenant de la prostate. Si on fait un examen de l'urine par le procédé des

trois verres, on voit, outre les filaments qui sont dus à l'uréthrite postérieure qui accompagne très souvent la prostatite
chronique des corps de forme spéciale qui ont été nommés
par Furbinger *filaments en virgule*. Ces corps sont absolument caractéristiques, ils ne se rencontrent que dans les
lésions chroniques de la prostate.

Nous devons dire, en outre, que l'on y rencontre fréquemment des microbes. M. le professeur Tédenat y a rencontré
le gonocoque.

On peut également y trouver des microbes banaux de la
suppuration.

2° Nous avons maintenant à étudier les lésions de la glande
elle-même.

La prostate est composée, comme nous l'enseigne l'anatomie,
d'une cavité glandulaire tapissée, comme toutes les glandes,
d'un épithélium sécréteur, puis, autour de ces cavités glandulaires, de tissu conjonctif de soutien. Aussi, de même que
l'on étudie la néphrite épithéliale et la néphrite interstitielle,
certains auteurs, Hoffmann et Keersmæcker, avaient étudié
deux types de prostatite : prostatite parenchymateuse et prostatite interstitielle. Mais une telle division ne répond pas à ce
qu'on voit en pratique. En effet, quand la glande est tou-
chée, le tissu conjonctif l'est également. Aussi, si nous étudions isolément les lésions épithéliales et les lésions interstitielles, nous admettons qu'il s'agit là d'un seul et même
processus pathologique.

Nous avons à étudier successivement : *a*) les lésions du
canal excréteur de la glande ; *b*) les lésions de la cavité, des
culs-de-sac glandulaires.

a) *Lésions du canal excréteur.* — Ces lésions à peu près
constantes dans l'affection qui nous occupe. Il importe, en
effet, de considérer qu'une lésion de ces canaux aura pour

conséquence leur obstruction, et par conséquent transformera, au moins momentanément, la cavité prostatique en une cavité close. Il peut en résulter alors, soit une des poussées aiguës que nous décrirons à propos de la symptomatologie, soit une augmentation momentanée très considérable du volume de l'acinus glandulaire.

L'oblitération de ces canaux se fait par des amas de cellules épithéliales agglutinées par du liquide de sécrétion prostatorréique ; c'est par un mécanisme analogue que s'obturent les canalicules du rein dans le cas de néphrite épithéliale.

Dans les cas où le canal excréteur n'est pas obstrué, il peut se produire tout de même de la stagnation des produits de sécrétion ; cela tient aux lésions des tissus musculaires et conjonctifs qui entourent la glande. Lorsque la prostatite est ancienne, ces tissus sclérosent ; la lésion est alors irrémédiable, et le traitement ne pourra obtenir qu'une amélioration, mais jamais une guérison définitive.

Nous devons dire, pour être exact, qu'il n'existe pas de cas d'inflammation prostatique où tous les canaux excréteurs de la glande sont obturés : on trouve certains acini fermés, à côté d'autres qui sont ouverts ; l'inflammation semble s'être propagée par contiguïté d'un acinus à l'autre.

b) Nous avons maintenant à étudier les lésions de la cavité glandulaire elle-même.

Par suite des lésions orificielles ou de celles des tissus qui enveloppent l'acinus glandulaire que nous venons de décrire, on comprend aisément que la cavité doit être dilatée, et c'est ce qui se produit, en effet, le plus souvent ; nous devons dire en outre que, naturellement, ils sont remplis du liquide prostatorréique dont nous avons parlé en détail au début de ce chapitre. Il arrive, dans les cas graves, que les parois des acini, distendues, s'amincissent tellement que plusieurs acini se réunissent et finissent par ne former qu'une seule cavité ;

celle forme est particulièrement tenace; on comprend aisément qu'une cavité de cette nature, creusée en tissu infecté,
ne présente aucune tendance à la cicatrisation.

Nous ne nous sommes occupé jusqu'à maintenant que des
lésions du tissu glandulaire, il nous reste à étudier celles
du tissu conjonctif interstitiel.

Ces lésions sont des lésions de sclérose, l'élément conjonctif tendant à étouffer l'élément noble de la glande; cette sclérose se fait rarement en masse, le plus souvent en îlots, et
le plus souvent même au niveau des points les plus atteints,
on découvre encore des vestiges du cul-de-sac glandulaire.
La sclérose peut même gagner le tissu périprostatique, il y
a de la périprostatite chronique; la glande est alors fixée,
adhérente aux organes voisins.

Les îlots de sclérose sont en général très irrégulièrement
disséminés dans le tissu prostatique; il en résulte des bosselures qui peuvent devenir apparentes à la surface de la glande.
Les groupes glandulaires qui sont pris sont variables suivant le degré des lésions; en général, l'atteinte de la glande
est d'autant plus considérable et d'autant plus ancienne que
l'on trouve des groupes glandulaires sclérosés plus loin des
groupes voisins de l'urèthre; en général, lorsqu'on sent des
bosselures à la périphérie par le toucher rectal, la lésion est
ancienne et avancée.

Au début, le microscope montre aussi de petits abcès autour
des acini; plus tard, d'après Furbringer, il peut montrer du
tissu de sclérose sous forme de travées, se croisant à l'intérieur du tissu prostatique.

Nous pourrions encore étudier dans ce chapitre les lésions
de voisinage: urèthre, vésicules séminales, testicule, épididyme, qui sont souvent envahis secondairement à la prostate;
mais nous n'y insisterons pas, car cela nous éloignerait trop
de notre sujet.

SYMPTOMATOLOGIE

La prostatite chronique est une affection qui, comme la
plupart des affections chroniques, présente des symptômes
variables suivant les individus, et même, chez un même indi-
vidu, suivant la période de la maladie. Aussi devrons-nous
renoncer à en faire une étude méthodique ; nous nous borne-
rons à étudier chaque symptôme fonctionnel, chaque signe
physique, en insistant sur ceux qui nous paraissent les plus
importants.

Nous devons surtout insister au début de cette étude sur
ce que l'affection est souvent méconnue. Bien que très fréquente, en effet, la douleur peut manquer ; elle peut être confondue par le malade, et même souvent par le médecin, avec
celle causée par l'inflammation des organes voisins. L'affection ne se produit alors que par un peu de prostatorrée, qui
même peut manquer ou ne se manifester qu'après un massage
dont le malade peut ne pas se préoccuper et qu'il prend
parfois pour de la spermatorrée. L'affection doit donc souvent être latente. C'est ce qui nous montre, étant donné le
nombre assez considérable de cas que nous observons, combien la maladie doit être fréquente.

I. — Symptomes fonctionnels. — Nous considèrerons
dans ce chapitre deux symptômes qui sont : la douleur et les
troubles de l'excrétion urinaire.

1° *Douleur.* — Nous commençons par ce symptôme, parce

4

que, bien qu'il ne soit pas absolument constant, c'est celui qui, avec la prostatorrée que nous étudierons tout à l'heure, frappe le plus le malade, et celui sur lequel il attire tout d'abord l'attention du médecin. Nous répétons qu'il est extrêmement difficile de distinguer la douleur de la prostatite de celle déterminée par l'inflammation des organes voisins : aussi insisterons-nous un peu longuement sur ses caractères et ses irradiations.

Sans revêtir le caractère d'acuité et de constance de la douleur qui caractérise la prostatite aiguë, la prostatite chronique est assez souvent douloureuse, ainsi que doivent le faire prévoir la riche innervation et la structure anatomique de la glande.

Nous savons, en effet, que la prostate reçoit de nombreux filets nerveux de la plupart des troncs qui l'environnent : plexus lombo-sacré, grand sympathique, etc. Puis la prostate est renfermée dans une coque fibreuse qui se laisse difficilement distendre par un abcès, ou par une augmentation rapide du volume de l'organe : d'où exagération de la douleur dont l'intensité, dans les cas aigus, peut être comparée à celle du panaris. Elle est, nous l'avons déjà dit, moins intense dans les cas chroniques ; elle n'est pas, en général, continue, et présente, dans tous les cas, des périodes d'exacerbation et de rémission variant suivant les conditions dans lesquelles se trouve le malade.

Le siège de cette douleur est dans la région prostatique ; mais elle s'irradie dans diverses directions : d'abord vers l'anus, ce qui est son irradiation la plus fréquente ; puis, plus faiblement et plus rarement, vers la symphyse pubienne. La cystite du col, déterminant une contracture du sphincter uréthral, vient souvent compliquer la prostatite et donne au malade la sensation d'un anneau brûlant.

La douleur de la prostatite est en général spontanée ; mais

elle est toujours exagérée par la pression sur le périnée; elle est aussi notablement accrue si on introduit un cathéter dans l'urèthre, surtout si on se sert d'un instrument métallique un peu volumineux.

La douleur très vive que signalent certains auteurs, au moment de l'éjaculation chez les malades atteints de prostatite chronique, nous paraît plutôt être le fait de la vésiculite, qui vient compliquer l'affection qui nous occupe, que celle de cette affection toute seule.

Les irradiations que nous avons signalées sont les plus fréquentes; mais il peut en exister d'autres plus éloignées, surtout lorsque l'affection se complique de lésions des organes voisins. D'autres douleurs sont dues à des névralgies ou à des névrites des plexus nerveux qui entourent la prostate. Les douleurs névralgiques, en général intermittentes, sont souvent très vives. Elles peuvent s'irradier au rein, au testicule, et faire croire au malade qu'il est atteint d'une lésion de ces organes, d'autant que l'organe sain est souvent beaucoup plus douloureux que la prostate malade; mais ce qui nous aidera à faire ce diagnostic de névralgie, c'est que, contrairement à ce qui se passe lorsqu'il y a inflammation, la douleur n'est pas, en général, exagérée par la pression; de plus, cette douleur est intermittente, tandis que les douleurs produites par les lésions organiques sont, en général, continues.

Aussi arriverons-nous le plus souvent à les reconnaître.

Il existe encore une autre forme de douleur névralgique que l'on rencontre assez souvent au cours de la prostatite chronique : c'est la douleur dorso-lombaire. Cette douleur a pour siège, non le rein, comme dans le cas que nous étudions tout à l'heure, mais la masse des muscles des gouttières vertébrales; elle peut être confondue avec le lumbago. Elle peut s'accompagner de contracture de ces muscles et de rigidité de la colonne vertébrale.

Nous devons dire que cette douleur n'est pas absolument propre à l'affection qui nous occupe, mais qu'on peut la rencontrer dans d'autres inflammations des organes génito-urinaires (uréthrite, cystite, orchite, vésiculite, etc.). Hospitalles a même signalées en dehors de tout état pathologique de ces organes, au moment de certaines fonctions physiologiques ; par exemple au moment des règles chez la femme, ou après une miction abondante.

Les douleurs lombaires sont comparables à la courbature que l'on ressent après un travail musculaire trop prolongé ou trop pénible. Elles ont encore le caractère particulier d'être plus vives la nuit que le jour, et d'augmenter par un repos prolongé. Le malade se réveille le matin plus fatigué, plus courbaturé qu'il ne s'était couché la veille.

On a signalé encore d'autres irradiations qui ne se produiraient qu'à une période avancée de la maladie, vers le sacrum, vers les muscles fessiers, dans les muscles abdominaux. La douleur peut aussi s'irradier dans les membres inférieurs, le long des cuisses, ou se localiser dans les articulations de ces membres.

On ne devra, bien entendu, pas confondre ces manifestations articulaires avec le rhumatisme blennorragique.

Tels sont les principaux caractères de la douleur dans les prostatites chroniques. Malgré tout le soin que nous avons apporté à en analyser les caractères, on comprend aisément comment, dans ces infections souvent multiples, il est souvent difficile de faire la part de ce qui appartient à la prostatite et de ce qui appartient aux lésions des organes voisins.

2° *Troubles de la miction.* — Il est naturel que l'inflammation d'un organe tel que le prostate, ayant avec l'urèthre et la vessie les rapports de voisinage que nous enseigne l'anatomie, apporte des troubles souvent très considérables à l'excrétion urinaire. Ce sont ces troubles que nous allons maintenant étudier.

Nous laisserons de côté les troubles que détermine l'inflammation vésicale qui accompagne très souvent l'inflammation prostatique, et nous n'étudierons que ceux qui dépendent des lésions de la glande proprement dite.

Ce qui peut apporter de la gêne dans la miction, c'est d'abord une cause toute mécanique ; nous voulons parler de l'augmentation de volume de la glande, qui nous est expliquée par l'anatomie pathologique ; c'est surtout le gonflement du lobe médian. Ce gonflement a pour effet de comprimer le canal de l'urèthre pendant la traversée de la prostate ; d'où arrêt du cours de l'urine. Mais on conçoit que, du moins au début de l'affection, cette rétention est intermittente. Si, en effet, les acini glandulaires sont vidés de leur contenu pour une cause quelconque (défécation, surtout massage), l'organe, n'étant plus hypertrophié, n'apportera plus aucun obstacle au cours de l'urine.

Mais ce n'est pas seulement l'obstacle mécanique qui gêne la miction ; c'est aussi la douleur causée par l'effort, c'est aussi la contracture du sphincter vésical qui accompagne si souvent les lésions des organes qui avoisinent ce canal.

Dans ces cas, si on examine le jet d'urine, on voit qu'il est rétréci et s'échappe au devant du méat ; dans les cas plus intenses, elle tombe goutte à goutte, et il peut même y avoir rétention complète. On est alors amené à cathétériser le malade et on comprend combien le cathétérisme, fait à travers un urèthre infecté, expose le malade à de la cystite, s'il n'en est pas déjà atteint.

Tels sont les principaux symptômes fonctionnels que l'on rencontre au cours de la prostatite chronique. Ces symptômes sont, sans doute, très importants, et, lorsqu'ils sont bien analysés, peuvent nous mettre sur la voie du diagnostic ; mais ils ne sont nullement pathognomoniques. Pour arriver à des symptômes qui nous permettent d'affirmer avec certitude l'existence d'une prostatite chronique, il nous faut étudier les signes physiques de cette affection. C'est ce que nous allons faire dans le chapitre suivant.

II. SIGNES PHYSIQUES. — Nous décrirons, dans ce chapitre, un assez grand nombre de signes qui, nous l'avons déjà dit, ont tous une très grande importance dans l'histoire de la prostatique chronique. Nous commencerons cette étude par la prostatorrée. C'est, en effet, ce symptôme qui frappe souvent le plus les malades ; c'est à peu près le plus constant, et, grâce à ses caractères macroscopiques et microscopiques dont nous nous sommes occupé en détail à propos de l'anatomie pathologique, il nous permet, à lui seul, d'affirmer avec certitude l'existence de l'inflammation chronique de la prostate.

1° *Prostatorrée*. — Dans l'affection qui nous occupe, l'hypersécrétion du liquide prostatorréique est d'ordinaire peu abondante. Elle se traduit parfois par l'apparition d'une petite goutte de liquide muqueux, parfois hyalin, parfois blanc ou jaunâtre, qui se produit le matin quand le malade est resté assez longtemps sans urines. Parfois, comme dans l'observation personnelle que nous rapportons, ce liquide est hématique ; mais ces cas sont très rares. Le plus souvent, la goutte de liquide n'apparaît pas spontanément, même le matin, et, pour observer ce liquide, on est obligé de pratiquer le massage de la prostate suivi du massage du canal de l'urèthre.

Dans ces conditions, on est presque toujours sûr de recueillir une quantité de liquide suffisante pour pratiquer un examen s'il s'agit bien d'une prostatite chronique.

Nous ne reviendrons pas sur les caractères microscopiques du liquide ainsi obtenu ; nous les avons déjà étudiés assez en détail quand nous nous sommes occupé de l'anatomie pathologique.

Nous signalerons seulement un autre caractère important
de ce liquide : c'est qu'il se trouble par le refroidissement, ce
qui est dû à la précipitation des sels qu'il contient. Ce liquide
s'écoule, avons-nous dit, surtout le matin ; on le voit aussi
en bien plus grande abondance après l'éjaculation. Certains
auteurs ont alors remarqué qu'il sortait de l'urèthre un fluide
muqueux, filant, qui contient, non seulement de la sécrétion
prostatique, mais aussi celle d'un grand nombre d'autres
glandes annexes de l'appareil génito-urinaire, telles que les
vésicules séminales, les glandes de Cowper, les glandes
uréthrales ; on y rencontre même parfois le mucus vésical.
Ce liquide s'écoule aussi en plus grande abondance pendant
les efforts de défécation. On voit alors s'écouler goutte à goutte
par le méat un liquide, d'abord assez clair, parce qu'il est
encore mélangé à de l'urine, puis muqueux, trouble et de plus
en plus épais, jusqu'à devenir du liquide prostatique à peu
près pur.

Tels sont les caractères normaux de l'écoulement prostatorréique chez un sujet continent et ne faisant ni écart de
régime, ni abus d'alcool, de bière, d'épices ou autres excitants.

Mais il arrive qu'à la suite d'une hygiène mal entendue,
repas trop copieux, excès de coït, excitations génésiques, en
un mot à la suite des causes que nous avons mentionnées
dans notre étiologie comme devant congestionner la prostate,
on peut voir l'écoulement se modifier en qualité et en
quantité.

Nous en avons un exemple très net chez le militaire qui fait
l'objet de notre première observation, et qui était atteint de
vésiculo-prostatite hémorragique ; nous verrons que c'est
toujours à la suite d'exercices à cheval qu'il fut obligé de
rentrer plusieurs fois à l'hôpital. Dans ces cas, en même temps
que le malade sent sa prostate devenir chaude, et la douleur,
si elle existait, augmenter dans des proportions assez consi-

dérables, on voit l'écoulement, lui aussi, se modifier. Son abondance augmente d'abord beaucoup ; au lieu de quelques gouttes matinales, nous avons un écoulement presque continuel, s'échappant spontanément du méat urinaire. Bien entendu, si on pratique le massage de la prostate, ce qui sera difficile à cause de la grande sensibilité de la glande, on obtiendra une quantité encore bien plus considérable. Si on pratique à ce moment l'examen microscopique, on voit tout d'abord que les leucocytes polynucléaires sont bien plus abondants encore qu'ils ne l'étaient par le passé. On y trouve également une grande quantité de microbes, et en particulier de gonocoques, même si on n'en trouvait pas en dehors de ces poussées aiguës ; en un mot, nous assistons à une infection aiguë évoluant chez un malade atteint d'une infection chronique, de même que chez un bacillaire chronique on peut voir, sous une cause banale, se produire des poussées aiguës de bronchite.

Nous devons dire que ces poussées sont beaucoup plus fréquentes et ont une ténacité beaucoup plus grande chez les sujets prédisposés (lymphatiques, vieillards) que chez les sujets jeunes et bien portants.

Ces poussées aiguës sont naturellement, comme nous l'avons déjà fait remarquer, accompagnées de modifications dans les symptômes fonctionnels : douleur, chaleur, parfois fièvre, et surtout rétention d'urine le plus souvent complète. Si on arrive à introduire le doigt dans le rectum, ce qui sera difficile en raison des violentes douleurs que cela occasionnera au malade, on sent en même temps une augmentation considérable dans le volume de la glande ; on sent certains points ramollis, d'autres au contraire indurés. Cela nous indique bien que c'est dans la prostate que se produisent les troubles, et non dans l'urèthre, la vessie, ou les glandes annexes de l'appareil génital.

2° *Spermatorrée*. — Nous étudierons plus loin, en détail, à propos des complications les divers troubles de l'excrétion spermatique qui accompagnent l'affection qui fait l'objet de notre étude. Mais la spermatorrée coexiste si fréquemment avec la prostatite chronique, qu'elle peut être considérée comme un symptôme de l'affection ; aussi l'étudierons-nous ici.

Ce n'est pas seulement le liquide prostatique qui s'échappe par le méat dans la prostatite chronique ; on voit, en effet, très souvent se produire un écoulement spermatique. Cette spermatorrée a été considérée par certains auteurs comme un réflexe à point de départ prostatique. La prostate, chroniquement enflammée, réagirait par ses nerfs centripètes sur le centre génito-spinal de la moelle et déterminerait ainsi, par voie réflexe, l'éjaculation. Cette théorie peut être vraie dans un certain nombre de cas, mais nous pensons que tous les faits ne peuvent pas s'expliquer ainsi. Il semble, en effet, que le plus souvent la spermatorrée est due, non à de la prostatite simple, mais à la vésiculite qui vient très fréquemment compliquer cette affection. Si nous nous reportons à notre première observation, nous voyons signalées en effet des pollutions nocturnes, assez fréquentes, le plus souvent douloureuses, et en général hémorragiques. Mais dans ce cas nous avons pu constater qu'indépendamment de la prostatite, qui était indubitable, il existait des lésions de vésiculite qui étaient probablement la cause déterminante de la pollution.

Il n'en est pourtant pas toujours ainsi, et il paraît certain qu'au début de la prostatite il se produit des pollutions nocturnes très fréquentes, et que l'érection est presque permanente, sans qu'il soit toujours possible de découvrir des lésions des vésicules séminales. Nous avons déjà signalé ce fait, que l'éjaculation était souvent, chez ces malades, accompagnée d'une douleur plus ou moins intense (observation I), et nous avons indiqué les caractères de cette douleur. Dans quelques

5

cas, elles sont accompagnées d'une sensation voluptueuse; parfois, elles ne s'accompagnent d'aucune sensation.

Dans tous les cas, on devra bien rechercher si les pollutions sont bien causées par la prostatite et ne dépendent pas d'une cause générale ; elles seraient, dans ce cas, antérieures à l'affection, et on trouverait le plus souvent la cause (hérédité, nervosisme) dont elles dépendent. On ne confondra pas non plus cette spermatorrée avec les autres écoulements, notamment avec la prostatorrée. Dans ce cas, en effet, il arrive que l'on trouve des spermatozoïdes, ou tout au moins des débris de spermatozoïdes ; mais ils sont en général morts, et, dans tous les cas, beaucoup moins abondants que dans le sperme normal ; les autres caractères confirmeront le diagnostic.

B. — Nous venons d'étudier deux signes physiques importants, mais sur lesquels le malade peut nous renseigner lui-même ; il nous reste une autre catégorie de signes non moins importante ; c'est celle que nous fournit l'examen direct du malade, aidé ou non par des instruments explorateurs. Nous commencerons par l'étude du cathétérisme.

1° *Cathétérisme.* — Chez un sujet à urèthre sain, le cathétérisme, pratiqué avec adresse et au moyen d'un instrument de dimensions moyennes, surtout s'il s'agit d'un cathéter souple en caoutchouc ou en gomme, ne provoquera aucune douleur, mais tout ou plus un peu de gêne. Il en sera tout autrement chez un sujet dont l'urèthre est malade, ainsi que chez un malade atteint de prostatite chronique. Dans ce cas, lorsque l'instrument, atteignant l'urèthre postérieur, presse sur la prostate, il se produit une douleur aiguë. De plus, comme la prostate chroniquement enflammée est, en général, augmentée de volume, ainsi que nous l'avons déjà dit, le chirurgien pourra éprouver une résistance suivie d'un ressaut,

surtout si le lobe médian de l'organe est atteint. S'il se sert
de l'explorateur à bout olivaire de Guyon, il ressentira parfois une secousse au moment où l'olive, attirée vers l'extérieur, franchira en revenant la portion prostatique de l'urèthre, c'est-à-dire au moment où elle vient de sortir du col
vésical ; en un mot, il perçoit, au niveau de la prostate, les
signes d'un rétrécissement douloureux de l'urèthre.

Mais ce n'est pas tout. L'explorateur, traversant la région
prostatique, aura comprimé la glande par une sorte de massage ; il aura donc fait couler le liquide prostatorréique que
nous pourrons voir s'écouler au méat, tout aussi bien que si
on avait pratiqué le massage de la prostate avec un doigt
dans le rectum.

Nous devons dire que la douleur éprouvée par le malade
pendant le cathétérisme est variable suivant le sujet et
suivant le moment où se fait l'exploration. Chez certains,
cette exploration produit une très violente envie d'uriner au
moment où l'instrument franchit le col ; chez d'autres, au
contraire, il se produit une douleur violente, à irradiations
lombaires, testiculaires ou crurales ; et parfois, cette douleur
va en croissant jusqu'à devenir intolérable si on laisse le
cathéter en place.

Chez certains sujets, il se produit même de véritables
contractures des muscles du périnée, contractures qui, dans
un cas cité par Lallemand, ont pu chasser brusquement la
sonde en dehors du canal. Ces contractures peuvent persister
un certain temps après le cathétérisme, et rendre la miction
impossible, elles peuvent même s'accompagner de contractures des muscles vésicaux, mais c'est beaucoup plus rare.

Par suite du traumatisme produit sur les parois d'un urèthre
qui est souvent chroniquement enflammé, il arrive souvent
que l'on voit s'écouler une certaine quantité de sang à la
suite de l'exploration du canal. Enfin on a souvent remarqué

que ce cathétérisme, pratiqué sur un urèthre, le plus souvent chroniquement infecté, pouvait déterminer un accès de fièvre urineuse.

Nous devons remarquer que ces divers signes, tirés du cathétérisme, sont peu marqués au début de la maladie, alors que la prostate est peu déformée ; ils sont peu marqués surtout dans les variétés de prostatites où les canaux excréteurs de la glande ne sont pas obstrués, et que nous avons appelées, dans notre anatomie pathologique, prostatites à canal ouvert ; nous avons vu, en effet, que, dans ces cas, la prostate n'avait qu'une faible augmentation de volume. Plus tard, au contraire, surtout chez le vieillard, alors que souvent à l'inflammation proprement dite s'ajoute l'hypertrophie sénile de la glande, on trouve au niveau de la prostate un obstacle parfois très difficile à franchir, surtout si on se sert d'un cathéter en caoutchouc. C'est dans ces cas que l'on s'expose à une perforation du lobe moyen de la glande, si l'on se sert avec trop de violence d'un instrument métallique ; et l'on comprend sans peine les complications auxquelles expose un pareil accident. On arrivera, au contraire, à franchir assez aisément l'obstacle si on se sert d'une sonde à béquille en gomme d'angle et de volume appropriés.

Même avec ces instruments, le cathétérisme deviendra très difficile, souvent même impossible au moment des poussées aiguës que nous avons signalées comme assez fréquentes au cours de la prostatite chronique.

Dans ces cas, outre l'augmentation de volume, souvent très considérable de l'organe, il se produit une contracture de défense des muscles périnéaux, due à la douleur très violente que ressent alors le malade.

On devra, d'ailleurs, autant que possible, s'abstenir soigneusement d'explorer le malade au moment de ces paroxysmes, et ne pratiquer le cathétérisme que dans le cas où il serait dans l'impossibilité absolue d'uriner. Outre le coup de fouet que l'on s'exposerait à donner à l'affection prostatique, on risquerait, en plus, d'infecter la vessie, si elle ne l'est déjà; et comme l'urèthre est, en général, lui aussi, infecté pendant ces poussées, on s'expose à donner au malade un accès de fièvre urineuse, d'autant que, nous l'avons dit, le cathétérisme sera toujours long et pénible, et exposera davantage le canal aux traumatismes et, par conséquent, à la résorption des produits septiques.

Le cathétérisme aura encore une autre utilité que de nous déceler s'il existe une altération de la prostate. Il nous indiquera encore s'il existe un rétrécissement de l'urèthre. Nous avons vu, à propos de l'étiologie, quelle importance pathogénique avaient ces rétrécissements au point de vue de l'infection de la prostate. Il nous sera donc utile de les reconnaître pour pouvoir les traiter. C'est encore ici l'explorateur à bout olivaire de Guyon qui nous donnera les meilleurs renseignements ; nous sentirons, en retirant l'instrument, une secousse à chaque point rétréci ; le palper nous indiquera le point où la boule est arrêtée, et, par conséquent, le siège du rétrécissement. De plus, le numéro de l'explorateur qui pourra passer nous indiquera le degré du rétrécissement.

En résumé, le cathétérisme de l'urèthre, surtout quand il est pratiqué avec l'explorateur à bout olivaire de Guyon, qui est, pour nous, l'instrument de choix lorsque le rétrécissement n'est pas trop étroit pour rendre son usage impossible, nous fournira de très précieux renseignements pour le diagnostic de l'affection qui nous occupe. Il nous permettra de préciser le siège de la douleur, le siège du rétrécissement; enfin, il nous montrera s'il existe ou non des rétrécissements autres que l'obstacle prostatique. Nous devrons donc employer ce mode d'exploration toutes les fois que cela nous sera possible, mais en prenant toutes les précautions antiseptiques voulues pour ne pas déterminer d'infections secondaires.

2° *Signes fournis par le toucher rectal.* — Nous arrivons maintenant à un mode d'exploration fournissant des renseignements non moins importants et non moins précis que ceux que nous avons déjà cités. Nous voulons parler des signes que fournit l'examen direct de la prostate par le doigt introduit dans le rectum.

Nous savons, au point de vue anatomique, combien sont étroits les rapports qui unissent la prostate à la face antérieure du rectum, dont elle n'est séparée que par une mince lame de tissu cellulaire. Cette donnée anatomique explique combien l'exploration rectale nous sera d'un précieux secours pour l'étude des inflammations chroniques de la prostate, que l'on pourra toucher en quelque sorte directement ; elle nous permettra d'apprécier très facilement le volume de l'organe, sa forme, ses irrégularités ; et le malade nous dira si elle est ou non sensible à la pression.

Lorsque l'on presse avec la pulpe du doigt la prostate d'un sujet sain, le patient n'accuse aucune douleur ; cet organe paraît même insensible. Peut-être cette insensibilité n'est-elle qu'apparente, l'attention du sujet se trouvant détournée par la douleur souvent très vive que détermine la dilatation du sphincter anal par le doigt explorateur. Mais il en est tout autrement à l'état pathologique, lorsque l'exploration digitale est pratiquée sur un sujet dont la prostate est enflammée. Dans ce cas, l'organe, déjà spontanément douloureux, devient très sensible à la pression ; aussi la pression du doigt recueille-t-elle des douleurs très vives, comparables à celles que détermineraient la pression d'un furoncle ou d'un abcès. Au moment des poussées aiguës, la douleur s'exaspère encore, devient absolument intolérable, et il est alors aussi difficile

d'introduire le doigt dans le rectum qu'un cathéter dans
l'urèthre.

Mais la douleur provoquée par la pression n'est pas le
meilleur signe que nous donne l'exploration digitale de la
prostate ; il en est un qui a une plus grande valeur : ce sont
les modifications dans le volume, dans la forme et dans la
consistance de la glande. Les modifications sont souvent peu
considérables dans la prostatite chronique au début ; et il faut
un doigt très exercé pour arriver à apprécier les modifications que la glande a subies dans sa forme et dans son volume.
Ces modifications sont beaucoup plus appréciables à une
période plus avancée de l'affection ; la glande est alors très
volumineuse, parfois irrégulière, bosselée, présentant des
points très durs à côté d'autres qui sont ramollis ; par suite
de la périprostatite qui existe souvent dans l'affection qui
nous occupe, elle est immobile, fixée aux organes voisins ; le
rectum ne glisse pas sur l'organe malade comme il le fait à
l'état sain.

Bien plus considérables encore seront les modifications
qu'aura subies la glande, si nous pratiquons l'examen au
moment des poussées aiguës que nous avons signalées comme
fréquentes au cours de la prostatite chronique. Dans ces cas,
si le malade est assez courageux pour supporter le toucher,
nous percevons une augmentation de volume parfois considérable de la glande, qui bombe fortement dans le rectum.
En même temps l'organe est chaud, fortement tendu. Dans
certains cas favorables, on a pu percevoir la fluctuation.

On peut encore introduire un cathéter dans l'urèthre en
même temps qu'on introduit un doigt dans le rectum. On
peut ainsi, bien mieux que par le toucher rectal seul, savoir
quelle est l'épaisseur de la glande, en se rendant compte de
la distance qui sépare le doigt de la sonde. On peut donc
ainsi mesurer, d'une façon très approximative, il est vrai, le

degré d'hypertrophie de la glande, du moins dans son dia-
mètre antéro-postérieur.

Par le toucher rectal, on peut encore se rendre compte s'il
n'existe pas un orifice fistulaire qui serait le point par où un
ancien abcès prostatique se serait ouvert dans le rectum.

Enfin, nous devons dire, en terminant ce paragraphe, que
Jean-Louis Petit pensait que le gonflement de la prostate,
lorsqu'il était très considérable, pouvait gêner le cours des
matières dans le rectum. Mais cette gêne doit être bien exceptionnelle, il faut que le gonflement soit énorme, et même
alors il peut manquer, car l'hypertrophie portant surtout sur
le lobe médian, la face qui regarde le rectum est relativement peu augmentée de volume, et incapable de comprimer
un organe du volume du rectum.

Nous voyons combien sont importants au diagnostic les
signes tirés de cet examen ; nous avons maintenant à étudier
les signes tirés de l'examen des urines.

SIGNES TIRÉS DE L'EXAMEN DES URINES. — Ce groupe de
signes nous fournit aussi des renseignements d'une grande
valeur. On comprend aisément qu'avec des modifications de
l'appareil uro-génital, telles que celles qui accompagnent la prostatite chronique, l'urine sera profondément altérée. Sans doute
ces altérations de l'urine ne sont pas absolument pathognomoniques ; on peut les rencontrer dans des lésions de glandes
autres que la prostate ; mais, jointes aux signes que nous
avons précédemment énumérés, elles constituent un précieux
appoint au diagnostic. Aussi devons-nous les étudier très
soigneusement.

Si nous faisons uriner successivement le malade dans plusieurs verres et si nous recueillons quelques gouttes dans le
premier, après avoir fait un massage de la prostate, nous
voyons que le premier verre ne contient pas d'urine, mais un

liquide hyalin, muqueux, blanchâtre, que nous reconnaîtrons aisément à ses caractères macroscopiques et microscopiques pour être du liquide prostatorréique à peu près pur qui aura été chassé du canal par les premiers efforts de miction. Si maintenant nous passons au second verre, nous constatons qu'il contient une urine trouble, visqueuse, beaucoup plus dense que la normale. Si nous examinons ce liquide de plus près, nous constatons qu'il contient un nombre très considé-rable de tout petits filaments grisâtres en forme de virgule et que nous avons déclaré être presque toujours d'origine prostatique. Le troisième verre et les suivants contien-nent de l'urine de plus en plus limpide, et si on fait uriner le malade très peu de temps après on peut encore obtenir de l'urine claire.

Si nous laissons reposer l'urine du second verre, nous voyons qu'elle ne tarde pas à se diviser en deux couches : une supérieure, claire, qui ne contient que de l'urine à peu près normale ; une inférieure, constituée par un dépôt grisâtre abondant. Cette urine présente, d'après Hospital, les carac-tères chimiques suivants qui sont assez importants pour que nous y insistions un peu.

Si on chauffe la partie claire du liquide, on voit aussitôt qu'il se forme un précipité blanchâtre, analogue à celui qui se produirait dans une urine contenant de l'albumine. Mais, tandis que dans le cas d'albumine due à une néphrite, l'addi-tion d'acide acétique ou d'acide azotique augmente l'épaisseur du précipité, ici, au contraire, sous l'influence de ces acides, le précipité devient transparent, parfois un peu brunâtre, ce qui nous indique qu'il ne s'agit point d'une albumine identi-que à celle des néphrites, mais d'un corps très voisin.

Le dépôt ne paraît pas provenir uniquement de la prostate. La matière albumineuse que sécrète cette glande paraît être mélangée à du mucus vésical que l'irritation et parfois l'inflammation de cet organe fait sécréter en grande abondance.

Dans ce mucus on trouve encore des granulations, parfois des spermatozoïdes, ou plutôt des fragments de spermatozoïdes; le plus souvent, en effet, on a affaire à des spermatozoïdes morts qui n'ont que la tête.

La substance albuminoïde du dépôt présente des caractères chimiques qui la rapprochent beaucoup de celle que nous avons trouvée dans la partie claire de l'urine: de même que cette dernière, si on la chauffe avec de l'acide nitrique, la substance se clarifie, se dissout même, au lieu de se condenser.

Si nous examinons ce dépôt au microscope, nous trouvons des éléments analogues à ceux que nous avons rencontrés dans le liquide prostatorréique: des débris de cellules épithéliales, des cristaux, des cylindres et des microbes. Si ce dépôt est peu abondant, on devra le centrifuger avant de faire l'examen microscopique.

Le mucus est bien plus abondant lorsque la prostatite chronique est compliquée de cystite.

Dans cette urine on peut encore trouver du pus qui peut provenir de la prostate, mais parfois aussi des organes voisins (urèthre, vessie, etc.).

Enfin, dans quelques rares cas, lorsqu'il s'agit d'une prostatite hémorragique, on peut voir l'urine teintée de sang pendant la miction, surtout si l'on a préalablement pratiqué le massage de la prostate.

Tels sont les principaux symptômes par lesquels se manifeste l'existence de la prostatite chronique. Inutile de dire qu'ils sont très rarement au complet; que l'on peut voir, tantôt la prostatorrée seule, tantôt plus rarement la douleur seule. C'est donc une affection qui demande à être recherchée; et toutes les fois que les conditions étiologiques nous feront soupçonner son existence, nous devrons procéder soigneusement à l'examen direct du malade et à l'examen microscopique et surtout bactériologique de sa sécrétion prostatique. Ce n'est qu'ainsi que nous pourrons éviter des erreurs qui pourraient être très préjudiciables au malade.

COMPLICATIONS

Nous allons maintenant étudier, très brièvement pour ne pas sortir de notre sujet, les affections qui viennent le plus souvent compliquer la prostatique chronique. Ces complications sont très multiples. On comprend d'abord que les mêmes causes qui produisent l'infection de la prostate peuvent aussi produire celle d'organes très voisins de cette glande, comme les vésicules séminales, la vessie, le testicule, etc., qui ont à peu près les mêmes rapports avec l'urèthre. De plus, une affection qui dure aussi longtemps n'est pas sans apporter des modifications à d'autres appareils, même très éloignés de celui que nous étudions.

Pour être plus clair, nous avons groupé ces complications sous trois chefs principaux :

1° Complications tenant à une localisation de l'infection primitive sur des organes autres que la prostate, ou propagation de l'infection de la prostate aux organes voisins ;

2° Complications tenant aux modifications apportées à certaines fonctions de l'économie par les lésions de la glande ;

3° Complications tenant à des modifications pathologiques de l'état général, ou d'appareils n'étant pas directement en rapport avec la prostate.

A. — Les complications de cet ordre sont, peut-on dire, presque constantes.

Il est, en effet, absolument exceptionnel que la prostate soit

atteinte seule par l'inflammation, et que les organes absolu-
mentvoisins (vessie, urèthre, vésicules séminales, etc.) soient
absolument indemnes.

1° Cystite. — La vessie est très souvent enflammée en
même temps que la prostate. Les mêmes causes, en effet,
injections trop précoces et mal faites dans l'uréthrite blennorragique, propagation de l'infection de l'urèthre antérieur
à l'urèthre postérieur, qui déterminent la prostatite, peuvent
par le même mécanisme déterminer de la cystite. Parfois, la
cystite, plus bruyante dans ses manifestations, se révèle la première ; d'autres fois, au contraire, elle ne se montre que
secondairement, après une longue période où l'uréthrite et
la prostatite sont restées presque latentes.

Dans tous les cas, qu'elle soit précoce ou tardive, elle se
produit par des douleurs très vives à la région hypogastrique,
douleurs spontanées, mais exagérées par une pression rétro-
pubienne, exagérées bien plus encore par une distension,
même modérée, de la vessie par l'urine ; si bien que les mictions deviennent très fréquentes, et, dans les cas intenses,
peuvent se répéter plusieurs fois par heure. La situation du
malade devient alors absolument intolérable. En dehors de
ces symptômes fonctionnels, douleur et fréquence des mictions,
nous aurons des signes physiques, dont le principal est la
présence de pus et de mucus vésical dans l'urine ; si on
recueille cette urine par le procédé des trois verres, on voit
que c'est surtout à la fin de la miction que l'on trouve du
dépôt ; si on examine la réaction de l'urine à l'aide du papier
de tournesol, on voit que cette urine est alcaline.

Cette cystite, le plus souvent aiguë au début, finit le plus
souvent par passer à l'état chronique. Les douleurs sont alors
moins violentes. L'affection ne se traduit que par la fréquence
des mictions, qui est beaucoup moins considérables qu'à l'état

aigu. On trouve encore à cette période un spasme des muscles vésicaux et un spasme du col qui rendent parfois la miction très douloureuse. De plus, au cours de cette cystite
chronique, les causes qui pourraient causer une poussée de
prostatite aiguë chez un prostatique chronique pourront aussi
déterminer une poussée de cystite aiguë : ce seront les écarts
de régime, les excès vénériens, les excès alcooliques, la bière,
etc. Nous devons dire que ces poussées sont plus fréquentes
et plus graves dans le cas de cystite que dans le cas de prostatite chronique.

Cette affection, une fois installée, est très tenace, et présente une grande résistance au traitement.

Le diagnostic en sera facile par la localisation de la douleur,
la fréquence des mictions et surtout l'examen de l'urine.

Le pronostic en est grave, d'abord à cause de la grande
résistance de l'affection au traitement; puis, parce que la
vessie infectée et dépouillée de son épithélium constitue une
voie d'absorption facile pour les toxines des microbes qui se
cultivent à son intérieur.

2° *Vésiculite.* — Cette complication est également très
fréquente, ainsi que nous l'expliquent les rapports anatomiques étroits qui unissent la prostate aux canaux excréteurs
des vésicules séminales, les canaux éjaculateurs dont l'orifice
uréthral est situé, comme nous le savons, dans le voisinage
immédiat de l'orifice des canaux excréteurs de la prostate.

Cette complication se traduit le plus souvent par des érections fréquentes, douloureuses, et se produisant sans cause
apparente. Le malade se plaint aussi de pollutions nocturnes se reproduisant parfois plusieurs fois par nuit; et ces
pollutions présentent ce caractère particulier qu'au lieu de
s'accompagner d'une sensation voluptueuse, elles causent au
contraire au patient une douleur plus ou moins intense.

Tels sont les principaux symptômes fonctionnels de l'affection.

Comme signes physiques, nous avons d'abord l'examen de liquide éjaculé, qui est d'ordinaire un peu plus jaunâtre que le sperme normal, ce qui est dû aux globules de pus qu'il contient. Parfois ce liquide est coloré en rouge par des globules sanguins. Si on l'examine au microscope, on trouve des spermatozoïdes en grande abondance; mais ces spermatozoïdes sont inertes et parfois même fragmentés. On y rencontre aussi des globules de pus, des cellules épithéliales, des sympexions et des microbes qui sont le plus souvent des gonocoques, mais parfois des microbes banaux de la suppution, parfois des hématies.

Dans l'intervalle des pollutions, on voit très souvent s'écouler par le méat un liquide que l'on pourrait confondre assez aisément avec du liquide prostatorréique, mais on reconnaîtra aisément ce dernier à ses caractères microscopiques, sur lesquels nous avons suffisamment insisté. Enfin si, chez ces malades, on pratique le toucher rectal, on sent les vésicules séminales augmentées de volume, douloureuses à la pression, bosselées, et le massage a pu dans quelques cas faire sortir un liquide présentant les mêmes caractères que celui que nous avons décrit tout à l'heure.

Le pronostic de cette affection est peu grave quant à la vie, mais elle aboutit en général à l'impuissance si elle se prolonge.

Le diagnostic en sera en général facile; on se fondera sur les caractères que nous avons énoncés.

8° *Epididymite.* — Cette complication est déjà plus rare que les précédentes; on la rencontre néanmoins assez souvent en même temps que la prostatite. Elle se caractérise à l'état aigu par une douleur assez vive dans la région scrotale; l'épididyme est très douloureux à la pression, et à la palpation on sent qu'il est augmenté de volume; la main perçoit difficilement le sillon qui sépare le testicule de l'épididyme. En même temps, dans les cas intenses, on peut voir apparaître une élévation de température passagère, surtout si l'épididymite est consécutive à un cathétérisme pratiqué dans un canal infecté, ce n'est alors que l'un des modes de l'infection urineuse. Si, à ce moment, on pratique l'examen microscopique du sperme, on voit, si l'épididymite est double, qu'il ne contient pas de spermatozoïdes. Dans ces cas, l'affection aboutit presque fatalement à la stérilité. Son *pronostic* est donc très grave, au moins quant à la fonction de l'organe atteint.

Le *diagnostic* se fondera sur les signes fournis par le palper.

4° *Orchite.* — Elle vient parfois compliquer l'épididymite; c'est aussi une complication de voisinage. Elle se traduit par une douleur et un gonflement du testicule dont le volume peut devenir le double de son volume normal. La douleur est souvent très vive. Le *pronostic* en est sérieux, puisque l'affection aboutit souvent à l'atrophie de l'organe, et par conséquent à l'abolition de la fonction.

Le *diagnostic* se fera aisément à la palpation.

5° *Cowpérite.* — C'est l'inflammation des glandes de Cowper; elle est en somme assez rare; mais nous y insisterons tout de même un peu parce qu'elle est moins connue que les précédentes.

Cette affection est le plus souvent simple. Elle se traduit par une vive douleur au périnée. On sent alors par le toucher une nodosité bien circonscrite située un peu en arrière du bulbe. L'apparition de cette nodosité coïncide avec une diminution de l'écoulement uréthral. L'abcès peut s'ouvrir spontanément dans l'urèthre, il peut aussi revêtir une marche envahissante, donner l'impression d'une tumeur diffuse, et même dépasser la ligne médiane. Dans ces cas on peut voir la peau rougir ; la tuméfaction rétrécit le canal et rend le passage de l'urine difficile et douloureux.

Cette affection peut, à la suite d'un début aigu comme celui que nous venons de signaler, revêtir une marche chronique. Finger cite un cas d'Hamonic où une cowpérite chronique fut prise pour un abcès froid d'origine ostéopathique et incisée comme tel. L'exploration au stylet montra que l'on ne pouvait nulle part dériver sur un os lésé, et qu'il s'agissait bien d'une cowpérite. D'après Jullien et Ricord, ces inflammations chroniques des glandes de Cowper resteraient toujours latentes, ne détermineraient aucune douleur, et ne présenteraient d'autres symptômes objectifs qu'un léger écoulement muco purulent par le méat urinaire.

Telle est, brièvement exposée, l'histoire des principales complications des prostatites, reconnaissant pour cause la propagation de l'infection aux organes voisins. Nous voyons qu'elles sont nombreuses et fréquentes. Nous allons maintenant étudier la deuxième classe de complications.

B. — *Complications tenant à la gêne apportée aux fonctions des organes voisins par les altérations de la glande.*

Nous pourrions décrire deux complications dans ce chapitre :

1° Les troubles apportés à l'excrétion urinaire ; 2° les troubles apportés aux fonctions génitales. Mais nous avons dit dans la symptomatologie que les troubles de l'excrétion urinaire étaient tellement constants dans l'affection qui nous occupe qu'ils pouvaient être décrits comme un symptôme de la maladie. Aussi n'y reviendrons-nous pas, et nous nous contenterons de décrire les troubles apportés à la fonction génitale par la prostatite chronique.

Comme les lésions de l'excrétion urinaire, ces troubles peuvent tenir aux lésions des organes de l'appareil urogénital, que nous avons étudiées dans le paragraphe précédent: vésiculite, épididymique, orchite, etc. Nous n'insisterons pas sur les symptômes de ces lésions que nous connaissons déjà ; mais il faut savoir que les fonctions génitales peuvent aussi être altérées directement par les lésions de la prostate, d'une façon en quelque sorte mécanique, et qu'elles peuvent l'être aussi par réflexe.

On comprendra d'abord que, par suite des rapports étroits qui unissent la prostate aux canaux éjaculateurs, une augmentation un peu considérable du volume de la glande pourra plus ou moins obstruer les canaux excréteurs du sperme, et, par conséquent, gêner assez considérablement l'éjaculation. D'où un premier trouble causé par le passage plus difficile du sperme des vésicules séminales dans l'urèthre. De plus, le sperme éjaculé traversant une glande chroniquement enflammée, déjà spontanément douloureuse, doit causer au patient une douleur plus ou moins vive ; et, dans notre symptomatologie, nous avons vu qu'il en était, en effet, le plus souvent ainsi, et que l'éjaculation douloureuse était un des symptômes fréquents de la prostatite chronique. On comprend aussi aisément que le liquide excrété n'ait pas la composition chimique ni histologique du sperme normal, par suite du mélange à ce sperme d'une grande quantité de liquide prostatique altéré.

Si nous pratiquons l'examen microscopique, nous verrons un liquide contenant à la fois des cellules épithéliales, des leucocytes polynucléaires et parfois des microbes avec une grande quantité de spermatozoïdes normaux ; ceci, bien entendu, lorsqu'il n'y a pas de vésiculite ni d'épididymite concomitantes ; dans ces cas, le liquide ne renferme que très peu de spermatozoïdes, ou des spermatozoïdes morts ou fragmentés. Enfin, dans les rares cas de prostatite hémorragique qui ont été signalés, le microscope y décèle des globules sanguins.

Nous venons de voir comment, par une action en quelque sorte mécanique, la prostatite chronique peut déterminer des troubles dans l'excrétion du sperme. Il nous reste maintenant à étudier comment la fonction génitale peut être troublée par voie réflexe.

La prostatique chronique détermine très souvent un état d'éréthisme des organes génitaux persistant parfois pendant un temps très long, et nous avons vu, dans le paragraphe que nous avons consacré à la spermatorrée, que ces érections étaient accompagnées de pollutions nocturnes souvent très fréquentes et douloureuses. C'est du moins ce qui se produit au début de la maladie, alors que les altérations ne sont pas irrémédiables. Mais à une période avancée, alors que l'organe a été presque détruit par une longue inflammation, c'est le contraire qui se produit : une impuissance souvent absolue et définitive succède à une période plus ou moins longue d'éréthisme. Il est de plus à remarquer que, par suite des lésions des organes génitaux qui accompagnent très souvent cette affection, les spermatozoïdes sont souvent inactifs, et la stérilité est, par conséquent, fréquente.

On voit, par ce rapide exposé, combien fréquentes et graves sont les complications des prostatites chroniques du côté de l'appareil génital, puisqu'elles aboutissent très souvent à l'impotence fonctionnelle de ces organes.

C. — Il nous reste maintenant à étudier un troisième et dernier ordre de complications de la prostatite : ce sont celles qui tiennent à des altérations de l'état général du sujet ou à des troubles d'appareils éloignés de la zone génitale.

1° *Neurasthénie*. — De ces complications, il en est une

très fréquente et qui, comme nous allons le voir, a une grande importance : nous voulons parler de la neurasthénie qui accompagne très souvent la prostatite chronique, surtout sur les sujets ayant des antécédents du côté du système nerveux.

Il arrive en effet très fréquemment que, fatigué par la longueur de son affection, passant ses journées à regarder la goutte qui sort de son urèthre, le malade, même quelquefois quand il n'était pas antérieurement un nerveux, devient un véritable neurasthénique ; et nous savons en effet que, de toutes les affections, ce sont celles des organes génito-urinaires qui se compliquent le plus souvent de neurasthénie. Nous aurons alors au complet le tableau de cette affection: céphalées fréquentes, en casque, lassitude le matin au réveil, plus marquée que la veille au moment où il vient de se coucher. Le malade devient un émotif, il éprouve des douleurs fugaces, mais se localisant de préférence au niveau du rachis ; souvent des palpitations de cœur, des vertiges ; enfin son inaptitude au travail devient absolue, le malade ne pouvant appliquer longtemps son attention sur un même sujet.

Si cet état persiste, si la maladie génitale ne s'améliore pas, la neurasthénie peut s'aggraver et devenir de l'aliénation mentale au sens vrai du mot. Cette aliénation mentale revêt en général la forme lypémaniaque. Mais cette folie n'est pas incurable, sauf chez les sujets trop prédisposés par leur hérédité névropathique.

Lallemand a cité des faits où l'aliénation aurait cessé aussitôt que l'on aurait enrayé les pertes séminales.

2° *Troubles digestifs.* — On peut encore constater, au cours de la prostatite chronique, des troubles portant sur les fonctions de l'appareil digestif, ce qui est d'ailleurs fréquent dans les lésions des organes génito-urinaires ; nous savons en effet que, pendant une longue période, les rétrécissements

de l'urèthre peuvent ne se traduire que par un peu de dyspep-
sie. Il en est de même ici ; et ces troubles dyspeptiques ne
cèdent à aucun des traitements ordinaires des dyspepsies :
ils disparaissent, au contraire, dès que l'on a découvert et
traité la véritable cause, c'est-à-dire la lésion génito-urinaire.
Les auteurs ont également signalé de ce côté de la diarrhée
et des alternatives d'anorexie et de boulimie.

3° *Troubles de l'appareil circulatoire.* — Hospital a signalé
des palpitations de cœur se traduisant par des battements
tumultueux ; parfois de la dyspnée ; mais ces troubles nous
paraissent être plutôt sous la dépendance de la neurasthénie
concomitante que de la prostatite.

Nous avons fini maintenant d'étudier les complications de
la prostatite chronique. Nous voyons quel est leur nombre
et leur importance, et combien elles aggravent le pronostic
de cette affection.

ÉVOLUTION

La prostatite chronique est toujours une affection de très longue durée, elle peut se prolonger pendant des années, pendant toute la vie même, sans compromettre la vie du sujet qui en est porteur. Comme nous l'avons dit, elle présente des alternatives d'exacerbation et de rémission : à la suite d'une poussée aiguë ou subaiguë, on peut avoir une longue période de calme, mais l'affection peut de nouveau revenir à l'état aigu à la suite d'écarts de régime, d'exercices intempestifs.

Si l'affection présente une très longue durée et une résistance extraordinaire aux agents thérapeutiques, on peut dire qu'à elle seule, tant qu'elle est simple, elle ne peut pas déterminer la mort. Mais des complications que nous avons signalées, certaines peuvent y aboutir, notamment la cystite et les troubles d'infection urinaire qui accompagnent assez souvent cette affection. Une infection urineuse grave pourrait aussi survenir chez les prostatiques après une intervention, un cathétérisme intempestifs.

Nous devons dire que les guérisons complètes et *définitives* de cette affection sont très rares ; parfois, sous l'influence du traitement, on voit la douleur et l'écoulement cesser, la prostate reprendre son volume normal ; tout rentrera dans l'ordre pendant un temps plus ou moins long, jusqu'au moment où une des causes que nous avons signalées viendra déterminer une nouvelle recrudescence de la maladie.

Nous avons encore à étudier dans ce chapitre une question

importante, et qui a été très fortement discutée. Quels sont les rapports de la prostatite chronique avec l'hypertrophie sénile de la prostate; en d'autres termes, y a-t-il entre les deux affections une relation de cause à effet? On comprendra qu'il est difficile de pouvoir répondre catégoriquement à une pareille question; on a rarement l'occasion de pouvoir suivre les malades assez longtemps pour voir la prostatite se transformer en hypertrophie sénile. On en est donc, encore aujourd'hui, réduit à des théories sur ce sujet.

Les auteurs les plus récents, Motz (1896), Albarran et Hallé (1898), Reliquet et Guépin (1900), J. Reliquet (1900), ont une tendance à faire jouer un rôle de plus en plus grand aux inflammations glandulaires et aux modifications de la sécrétion (hypersécrétion et stagnation du liquide postatorréique dans les culs-de-sac de la glande). Nous avons vu, au sujet de l'anatomie pathologique, qu'il se produisait au bout d'un certain temps une sclérose du tissu interstitiel. Il peut se produire également une hyperplasie de l'élément épithélial. Or on admet maintenant que les lésions interstitielles doivent aboutir plutôt à l'hypertrophie sénile, les lésions épithéliales plutôt à l'épithélioma de la glande; de sorte que ce serait la prédominance des lésions de l'élément épithélial ou de l'élément conjonctif qui ferait pencher la balance en faveur du cancer ou en faveur de l'hypertrophie. Bien entendu, ce ne sont là que des hypothèses, mais des hypothèses appuyées sur l'anatomie pathologique et soutenues par les auteurs que nous avons cités au début de ce paragraphe. En tous cas, c'est en l'état actuel de la science tout ce que l'on peut dire sur la question.

PRONOSTIC

C'est cette évolution, ce sont ces complications dont on ne peut prévoir l'évolution ni la fin qui doivent toujours faire porter un pronostic réservé dans la prostatite chronique. Sans doute, nous l'avons dit, elle ne met pas en danger directement la vie du malade qui en est atteint ; mais nous avons vu que ses complications portaient souvent atteinte à deux des fonctions les plus importantes de l'économie, la fonction génitale et la fonction urinaire, et elles peuvent elles-mêmes menacer la vie. Enfin, la longue durée de l'affection, ses récidives, alors que le malade peut s'en croire définitivement guéri, et la neurasthénie qui en est souvent la conséquence et que nous avons dit pouvoir aboutir à l'aliénation mentale et au suicide, assombrissent considérablement le pronostic de la prostatite chronique.

La guérison définitive nous paraît cependant possible, à condition que le malade consente à suivre très longtemps une bonne hygiène (Obs. IIJ).

DIAGNOSTIC

Ce que nous avons dit dans la symptomatologie nous permettra d'être bref sur le diagnostic. Il sera pourtant assez souvent difficile, parce que, comme nous l'avons vu, et nous ne saurions trop y insister, la prostatite chronique est une affection très souvent latente ; de plus, comme elle s'accompagne assez souvent de lésions d'organes très voisins, il est souvent assez difficile de faire la part de ce qui revient à la prostatite et de ce qui revient aux lésions voisines.

Nous laisserons de côté le diagnostic de nature ; ce que nous avons dit dans la symptomatologie nous permettra de le faire. Nous ne nous occuperons donc ici que du diagnostic différentiel.

En présence des localisations de la douleur que nous avons signalées, on pouvait songer tout d'abord à une affection inflammatoire de l'anus et du rectum ; mais on éliminera très facilement ces affections par la séméiologie et par le toucher.

Un peu plus délicat sera le diagnostic avec l'*uréthrite chronique simple*. Dans les deux cas, nous avons des douleurs à peu près semblables, un écoulement présentant à peu près les mêmes caractères macroscopiques et des poussées aiguës succédant aux mêmes causes. Mais, dans le cas de prostatite, le toucher rectal nous montrera le plus souvent un organe douloureux et augmenté de volume ; le massage de la prostate augmentera la quantité du liquide excrété ; enfin, ce liquide, examiné au microscope, nous présentera les caractères du liquide prostatique.

La *vésiculite* ne pourrait donner le change qu'à un examen superficiel ; nous aurons des douleurs plus fortes à l'éjaculation, pollutions nocturnes plus fréquentes, spermatozoïdes plus abondants mais en général inertes. Le toucher rectal nous montre, en général, des modifications dans la forme et la consistance des vésicules séminales.

L'*épididymite* sera aussi très facile à distinguer par la palpation des affections précédentes, par suite de sa situation superficielle.

On aura encore à faire le diagnostic des prostatites avec les affections vésicales, de quelque nature qu'elles soient.

Certains auteurs ont même décrit une névralgie du col qui ne serait liée à aucune lésion organique des organes voisins. Mais, dans ce cas, leur exploration attentive ne révélera aucune lésion, il n'y aura aucun écoulement par le méat, même après massage de la prostate et du canal ; on pourra trouver d'autres névralgies ou des stigmates de névrose ; enfin, nous devons ajouter que ce spasme du col est absolument exceptionnel.

Les calculs de la vessie ont pu, dans certains cas, donner le change ; nous avons ici des irradiations douloureuses qui peuvent rappeler celles de la prostatite ; nous avons parfois des mictions sanglantes, ce que l'on voit parfois aussi dans la prostatite ; mais, dans ce cas, une exploration attentive nous révélera aussi la présence d'un calcul ; nous aurons des douleurs réveillées par les cahots d'un véhicule mal suspendu, par des secousses de toute nature, ce qui n'existe qu'exceptionnellement dans la prostatite ; enfin, l'examen de la prostate et des écoulements prostatorréiques viendra nous mettre à l'abri d'une erreur de diagnostic qui ne pouvait se produire qu'à la suite d'un examen trop rapide.

Il faut néanmoins toujours songer à la possibilité de la coexistence des deux affections.

Le diagnostic pourra encore être difficile dans le cas de certaines tumeurs du col de la vessie. Ici, comme dans les cas de prostatite, nous aurons une douleur siégeant au périnée, s'irradiant derrière le pubis et dans les membres inférieurs ; ici encore, nous aurons tantôt de la pollakiurie résultant de l'irritation du col par la tumeur, tantôt, au contraire, une rétention plus ou moins complète, résultant de l'oblitération du col. La prostate, repoussée en arrière par la tumeur, pourra, au toucher rectal, nous donner l'illusion d'une augmentation de volume ; le cathétérisme lui-même ne pourra pas toujours nous éclairer. Ce n'est guère que l'étude soigneuse des écoulements uréthraux qui pourra nous renseigner et fixer notre diagnostic ; enfin, l'évolution de la maladie, aboutissant très vite à la cachexie et à la mort dans le cas de tumeur maligne de la vessie, très lente au contraire dans le cas de prostatite, viendra encore nous éclairer.

Il sera aussi très difficile de distinguer la prostatite chronique des tumeurs malignes de cet organe, au début de leur évolution. Ici encore, nous devrons appuyer notre diagnostic sur les antécédents du sujet et, surtout comme dans le cas précédent, sur l'évolution de la maladie.

Enfin, à un âge avancé, il importera de ne pas confondre, comme le faisaient les anciens auteurs, la prostatite avec l'hypertrophie sénile de la prostate. Mais, dans ce cas, il existe très rarement des douleurs ; la gêne de la miction est le premier symptôme de l'affection, et encore cette gêne n'existe que si lobe médian de la glande est hypertrophié. L'étude microscopique des écoulements uréthraux nous sera toujours d'un précieux secours ; néanmoins, comme les deux états coexistent parfois, il sera parfois bien difficile de savoir ce qui revient à l'hypertrophie et ce qui revient à la prostatite.

Telles sont les principales affections avec lesquelles on pourrait confondre la prostatite chronique. On voit que le diagnostic en sera souvent difficile, parce que la maladie reste souvent latente, parce qu'elle se complique très fréquemment de lésions des organes voisins ayant beaucoup de signes communs avec la prostatite chronique.

TRAITEMENT

L'étude du traitement de la prostatite est très important. Il a, en effet, une grande action sur l'évolution de la maladie.

Le traitement sera prophylactique et curatif.

Le traitement prophylactique consistera à éviter les causes que nous avons signalées comme produisant la prostatite chronique : éviter autant que possible la blennorragie ; si elle est déclarée, on évitera par dessus tout les injections prématurées faites sous une trop forte pression. Si plus tard il existe un rétrécissement, on le traitera par les moyens appropriés ; on évitera aussi les exercices violents, équitation, etc , qui ont pour effet de congestionner la prostate. On évitera les excès de table, d'alcool, et les excès génésiques.

La prostatite est déclarée ; par quels moyens devrons-nous la combattre ? Nous devrons employer un traitement général et un traitement local. Le traitement général tendra à modifier l'état général du sujet, et à combattre le lymphatisme, que nous avons signalé comme étant une cause prédisposante de prostatite. Nous ordonnerons le grand air, l'huile de foie de morue, si l'état du tube digestif le permet, l'arsenic, la décoction de quinquina. On combattra la constipation ; on prescrira aussi l'hydrothérapie, les bains de siège chauds.

Nous arrivons maintenant au traitement local, qui est le plus important.

Parmi les moyens locaux à employer dans la prostatite

chronique, celui que nous placerons en tête, et qui est certainement le plus efficace, est le massage. Aussi insisterons-nous un peu sur ce traitement.

Il est indiqué dans tous les cas de prostate chronique. Sa seule contre-indication temporaire est constituée par les poussées aiguës ou subaiguës que nous avons signalées.

Nous devons maintenant indiquer quel sera le manuel opératoire de ce massage.

Il pourra se faire de deux façons : 1° à l'aide du doigt ; 2° à l'aide d'instruments.

Pour le massage digital, on aura soin d'enduire le doigt soit de vaseline, soit d'une composition destinée à le rendre glissant et à l'isoler du contenu rectal. C'est surtout la pulpe de la phalangette qui doit agir. On fera sur la prostate, soit des mouvements d'arrière en avant, soit des mouvements circulaires, sans appuyer outre mesure sur la glande. Pendant ce temps, la main qui ne pratique pas le massage s'enfonce dans l'hypogastre et refoule la prostate vers le rectum ; le massage doit durer environ cinq minutes et être renouvelé tous les jours ou tous les deux jours. On redoublera de prudence s'il y a de la douleur ou si on trouve des gonocoques dans le liquide.

Le massage peut se faire aussi aux moyens d'instruments (masseur de Felecki, bougies d'Hégar, etc.). Mais, avec ces instruments, on ne sait aussi exactement ce que l'on fait qu'avec le doigt ; on ne peut savoir au juste si on est sur la prostate ; de plus, on ne peut aussi bien graduer la pression. Le seul avantage est que le malade peut pratiquer lui-même le massage.

Le massage produit surtout d'heureux effets en ce qu'il vide les cavités pleines de liquide de la glande, et s'oppose à la stagnation des produits irritants ou septiques. Il semble aussi augmenter la vitalité des éléments anatomiques de la glande.

Le massage est le meilleur traitement de la prostatite chronique ; mais il n'est pas le seul. On recommandera aussi les lavements chauds ; ces lavements ont pour but de décongestionner la glande, et, combinés avec le massage, ils ont donné d'excellents résultats.

On ne devra pas oublier non plus que la prostatite chronique est le plus souvent infectée ; on pratiquera donc dans l'urèthre postérieur des instillations de nitrate d'argent à 1/50 ou de protargol au 1/20, que l'on pourra renouveler tous les deux jours, en alternant avec le massage.

Quant au traitement par l'électricité, qui a été préconisé par certains auteurs, il ne paraît pas jusqu'à maintenant avoir donné des résultats assez brillants pour que l'on puisse le recommander. C'est un mode de traitement encore à l'étude, mais son efficacité, à l'heure actuelle, paraît loin d'égaler celle du massage combiné avec les lavements chauds et les instillations.

Par ces moyens, on pourra arriver souvent à l'amélioration, et même à la guérison de la prostatite chronique. Il est néanmoins des cas qui sont rebelles à tous les traitements, même longtemps prolongés. Dans ces cas, on devra suspendre tout traitement pendant un certain laps de temps, et ne le reprendre qu'après un repos assez long du malade.

OBSERVATIONS

Observation I

(PERSONNELLE)

(Recueillie dans le service de M. le professeur Tédenat)

Vésiculo-prostatite hémorragique

X..., soldat au 2me génie, vingt-deux ans.
Sujet blond, d'apparence lymphatique.

Antécédents personnels. — A eu la blennorragie il y a six mois. S'est traité à partir du dixième jour par des injections au permanganate, en plaçant l'injecteur à une hauteur d'au moins 1 mètre au-dessus du méat. A fait aussi, sur les conseils d'un pharmacien, un grand lavage au sublimé à un titre que nous ne connaissons pas, mais qui paraissait être assez concentré. L'écoulement a duré, d'après le malade, environ trois mois.

Après ces trois mois, il s'est aperçu qu'il avait, surtout le matin, une goutte d'un liquide presque incolore, blanchâtre, dont l'examen microscopique n'a pu être pratiqué à ce moment, mais qui présentait les caractères macroscopiques du liquide prostatique.

Un mois après, le malade s'aperçoit en urinant que les dernières gouttes de la miction sont rosées. Pas de douleurs pendant la miction, mais il pisse un peu plus souvent que la normale. Il existait dans l'urine des filaments parfois longs, mais souvent au contraire très courts, en forme de virgule. Douleur légère au moment de l'éjaculation. M. le professeur agrégé Imbert, consulté, constata les signes d'une prostatite, après examen microscopique du liquide, et, ayant pratiqué le massage de la prostate, il vit que le liquide obtenu contenait du sang. Le massage manuel n'ayant pas complètement guéri l'affection, M. le professeur agrégé Imbert pratiqua des instillations de nitrate d'argent à $1/_{100}$ et des massages à l'automasseur de Felecki. Guéri en apparence à la suite de ce traitement, le malade reprend son service au régiment ; il est versé dans le génie à cheval, ce qui ne tarde pas à déterminer une rechute de l'affection. Il ressent des douleurs périnéales et rétropubiennes. En même temps il a des pollutions nocturnes sanglantes. Il rentre à l'hôpital.

M. le professeur Forgue ordonne des instillations au sublimé. Le malade ressort cinquante jours après et reprend son service dans le génie à pied. Au bout d'un mois de service, le malade est repris par ses éjaculations sanglantes et douloureuses. Il éprouve en marchant des douleurs au périnée. Il est mis en observation trois jours à l'infirmerie, où le major constate ses éjaculations sanglantes ; il rentre alors à l'hôpital, dans le service de M. le professeur Tédenat.

État actuel. — Le malade a toujours des éjaculations sanglantes, moins toutefois que par le passé, mais toujours avec des douleurs cuisantes dans la région périnéale : spermatorrée, pollutions nocturnes sanglantes environ tous les six ou sept jours. Le malade n'a pas de douleurs spontanées, mais parfois, à l'occasion d'un effort, douleurs cuisantes du côté du rectum.

A l'examen direct, on constate au toucher rectal que la prostate est légèrement augmentée de volume, bosselée, un peu douloureuse. Par le massage on fait sortir une certaine quantité de liquide présentant les caractères du liquide prostatique, mais un peu hématique. Les vésicules séminales paraissent aussi un peu augmentées de volume.

L'examen microscopique du sédiment urinaire, pratiqué après centrifugation et coloration au bleu de méthylène, a montré des cellules pavimenteuses et des cellules cylindriques stratifiées : leucocytes polynucléaires, cristaux de diverses formes. Pas d'albumine. Pas de microbes.

Comme traitement, M. le professeur Tédenat prescrit dans les deux jours des instillations de nitrate d'argent à $^1/_{50}$ alternant avec des massages au masseur Felecki et des lavements chauds tous les jours.

Le malade sort fin mai en bonne voie de guérison.

Observation II

(INÉDITE)

(Due à l'obligeance de M. le professeur TÉDENAT)

Prostatite chronique blennorragique. — Massage. — Lavements chauds. Instillations de nitrate d'argent. — Guérison.

Charles T..., trente-six ans, bonne santé habituelle, consulte M. le professeur Tédenat le 3 juin 1885, pour des besoins fréquents d'uriner (cinq à sept mictions par nuit, dix à douze le jour), pesanteurs dans le périnée, la région sacro-lombaire ; les symptômes deviennent plus pénibles lorsqu'il boit de la bière ou du vin blanc. Alors il éprouve une gêne avec cuisson dans l'urèthre. Cet état dure depuis deux ans.

L'urine contient quelques filaments légers, surtout épithéliaux. Au toucher rectal, prostate un peu augmentée de volume, sensible à une légère pression, laquelle produit une sensation de brûlure au gland et le besoin d'uriner, quelques saillies arrondies et molles. Rien aux vésicules séminales.

Le 5 juin, l'exploration de l'urèthre lavé depuis deux jours donne les résultats suivants : la bougie à boule n° 25 passe en provoquant une vive cuisson à la région membraneuse, elle ramène une goutte de pus. La vessie est peu sensible à la pression de la sonde. Le massage de la prostate augmente notablement l'abondance des filaments. Tous ces phénomènes d'uréthro cystite avec prostatite doivent être rapportés à une blennorragie contractée il y a quatre ans, et qui, toujours peu intense, a été mal soignée.

M. Tédénat pratique tous les deux jours une séance de massage de la prostate, une instillation d'une solution de nitrate d'argent à 1/60 dans les deux urèthres. Le malade prenait tous les jours un lavement chaud le matin, un bain de siège chaud et court le soir. La guérison était complète le 15 juillet. Aucun des examens microscopiques faits au nombre de cinq ne permit de constater des gonocoques dans les filaments ou dans les stries de pus ramenés par la bougie à boule après le massage de la prostate.

Observation III

(INÉDITE)

(Due à l'obligeance de M. le professeur TÉDENAT)

Blennorragie datant de cinq ans, filaments dans l'urine, sans douleurs, ni troubles de la miction. Éjaculation rapide et douloureuse. Instillations, massage, lavements chauds, guérison.

Jean Ch......, vingt-huit ans, robuste, avec antécédents arthritiques chez sa mère. Rien à signaler qu'une blennorragie contractée en janvier 1887, traitée uniquement par le régime et les balsamiques pendant une année. En mai-juin 1888 (filaments, mictions un peu fréquentes), M. Tédénat pratiqua 10 instillations qui firent disparaître les filaments. Pendant deux ans, le malade se tint pour guéri, ne voyant pas de filaments dans son urine qu'il examinait de temps en temps. Depuis lors, l'éjaculation est rapide et souvent a lieu dès l'intromission, s'accompagne d'une sensation de cuisson, de déchirure profonde. L'urine contient des filaments tantôt rares, tantôt nombreux dans la même journée.

10 juillet 1893. — M. Tédénat constate : l'urèthre admet la bougie à boule 23. Prostate de volume normal, un peu sensible au doigt qui y constate quelques saillies légères, molles ; la vésicule séminale gauche paraît un peu tendue. Le massage de la prostate amène l'expulsion de mucus filant. Pas de gonocoques.

Guérison en deux mois par instillations de nitrate d'argent à 1/50 tous les deux jours. Dilatation avec les bougies de Gouley tous les cinq jours. Massage de la prostate tous les jours. M. Tédénat faisait le lavage le jour où il pratiquait l'instillation ; les autres jours, le malade se massait lui-même avec le dilatateur d'Hégar.

La guérison, constatée le 10 septembre 1893, ne s'est pas démentie (1901).

Observation IV

(INÉDITE)

(Due à l'obligeance de M. le professeur TÉDENAT)

Blennorragie chronique traitée par les irrigations de permanganate de po-
tasse, les instillations au nitrate d'argent, la dilatation. Persistance des filaments dans l'urine, des mictions fréquentes. Guérison rapide par le massage
de la prostate et les instillations au protargol.

Auguste, quarante-sept ans, boucher. — Bonne santé générale. En février 1896, traitée dès le premier jour par des irrigations à la solution de permanganate de K à 4/1000 pendant
un mois ; puis 25 instillations de nitrate d'argent à 1/50. Il
persiste de nombreux filaments. En mai-juin 1896, irrigations
avec la solution à 1/40000 de sublimé ; les filaments persis-
tent ; les mictions restent fréquentes (15 à 20 par vingt-quatre
heures).

Le 5 décembre 1896, le malade est adressé à M. Tédenat.
Son état est peu modifié : filaments riches en globules blancs
sans gonocoques. Prostate un peu tuméfiée, sensible à la
pression, plutôt molle.

Lavements chauds, bains de siège courts à 40° tous les
jours : massage de la prostate suivie d'une instillation de protargol à 3 pour 100. Le massage est suivi d'une grande quantité de filaments longs, sans gonocoques.

En dix jours, guérison complète qui persistait en mai
1897.

INDEX BIBLIOGRAPHIQUE

Avis. — Traitement de la prostatite par des lavements d'eau très chaude (Gazette hebd., 1886).

Aubry. — Valeur et indications du massage de la prostate (Th. Paris, 1898-1899).

Adams. — Anatomy and diseases of the prostate (1853).

Albarran et Hallé. — Hypertrophie et néoplasies épithéliales de la prostate (Compte rendu de la Société de biologie, Paris, 1898).

— Valeur et indice du massage de la prostate (Gazette hebd. de méd. et de chirurgie, Paris, 1900, XLVII, 216).

Bouloumié. — Consid. générales sur les maladies de la prostate et prostatite subaiguë (Paris, 1874).

Béraud. — Maladies de la prostate (Th. d'agrégation, Paris, 1857).

Collinet. — Uréthrite chronique. Abcès de la prostate (Ann. génito-urinaires, 1888).

Colin. — Examen et massage de la prostate et des vésicules séminales (Revue internat. de méd. et chirurg., Paris, 1900).

Chopart. — Maladies des voies urinaires, 1821.

Castan. — Deux cas de prostatite chronique (Assoc. française d'urologie, 1899).

Dietz. — Névroses de l'appareil urinaire (Journal de Bruxelles, 1897).

Deniau. — Essai sur l'inflammation subaiguë de la prostate chez les adultes (Th. Paris, 1865).

Delagrammatika. — Étude clinique sur huit cas de prostatite chronique (Soc. imp. de méd. de Constantinople, 5 mars 1899).

Dorst. — Nouveau procédé de diagnostic des prostatites chroniques (Association d'urologie, 1901).

Everard Home. — Traité ou observation pratique et path. sur le traitement des maladies de la prostate (Traduct. Marchand, Paris, 1820).

FINGER. — Prostatite glandulaire d'origine gonorréïque (Arch. dermat. et syphil., 1898).

FOLTZ. — Du lavement froid et de son action physiol. et thérap. (Lyon méd., 1875).

FURBRINGER. — Traité des maladies des organes génito-urinaires (Berlin, 1892).

GASSMANN. — Note sur un cas de bactériurie avec remarques sur le diagnostic des prostatites (Ann. mal. gén.-ur., février 1900).

GUÉPIN. — Spasme de l'urèthre et rétention des produits de sécrétion dans les glandes prostatiques (Soc. anat., 19 janvier 1894).

— Des relations entre la prostate et les vés. séminales (Tribune médicale, 9 mars 1898).

GUÉPIN. — L'orchite des protatiques (Tribune méd., 1896).

GUÉRIN. — De la prostatite subaiguë (Th. Paris, 1879).

GUERLAIN. — De la prostatorrée et de ses rapports avec la prostatite (Th. Paris, 1860).

— Valeur diagnostique de la prostatomégalie (France méd., 15 janvier 1898).

GUYON. — Des prostatites chroniques (Ann. gén.-ur., 1886-87).

— Leçons sur les maladies des voies urinaires, 1888.

— Les neurasthéniques urinaires (Ann. gén.-ur., 1893).

HOGGE. — L'électro massage de la prostate dans le traitement des prostatites chroniques (Belg. med. ; Gand Haarlem 1900).

HOSPITAL. — De la prostatite chronique (Th. Paris, 1865).

HÉBERT. — De la prostatite chronique (Rev. méd. de Normandie, 1900, p. 172.

HOFFMANN. — Klinisches handbuch von harn und sex. organe, 1894.

JULLIEN. — La prostatite dans la rougeole (Th. Paris, 1885-86).

JANET. — Traitement des prostatiques chroniques (Assoc. française d'urol., 1899).

— Phénomènes de prostatisme dans la prostatite chronique (Assoc. française d'urol., 1899).

KEERSMÆKER. — Diagnostic et traitement de la prostatite chronique (Ann. Soc. belge chir., 1895).

KNOWES SWINBURNE. — De l'inflammation post-blennorragique des vésicules séminales, mars 1898).

LE GUAY. — Des uréthro-prostatiques (Th. Paris, 1900).

Lozé. — Conception actuelle de l'hypertrophie prostatique des vieillards (Médication martiale, Paris, 1900).

Lagneau, — Mal. vénériennes (Paris, 1815).

Lohnstein. — De la sécrétion prostatique dans les cas de prostatite chronique (Société de méd. internat. de Berlin, 15 oct. 1900).

Mercier. — Leçons sur les maladies des vieillards, 1841.

Montagnon. — De la fréquence des localisations et des reliquats prostatiques dans la blennorragie (Lyon Médical, 23 août 1885).

Oberlander. — De la prostatite chonique (Journal of cutane diseas., 1891).

J.-L. Petit. — Œuvres posthumes, 1790.

Picard. — Traité des maladies de la prostate, 1877.

Périvier. — Prostatite chronique d'origine hémorroïdale (Th. Paris, 1882).

Reliquet (Jean). — Recherches sur l'étiologie de l'hypertrophie sénile de la prostate (Th. Paris, 1900, n° 200).

Reliquet et Guépin. — Signes physiques de la prostatite chronique chez les jeunes sujets (Gaz. méd. de Paris, 20 oct. 1894).

— Les glandes de l'urèthre, Paris, 1894.

Swediaur. — Traité complet des maladies syphilitiques, 1809.

Thompson. — Mal. de la prostate (Trad. française, 1881).

Verhoogen. — La neurasthénie dans ses rapports avec les maladies des voies urinaires (Policl. Bruxelles, 1897).

Verdier. — Mal. de la prostate (Th. Paris, 1838).

Voillemier et Le Dentu. — Traité des maladies des voies urinaires, 1881.

— Congestion de la prostate (Tribune méd., 1898).

— Hypertrophie sénile de la prostate (Paris, 1900).

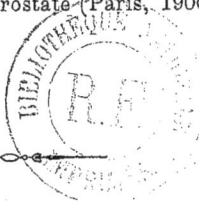

www.ingramcontent.com/pod-product-compliance
Lightning Source LLC
Chambersburg PA
CBHW071250200326
41521CB00009B/1706